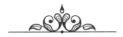

医院优质服务

池宇翔 编著

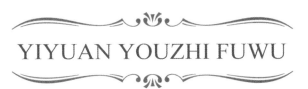

YIYUAN YOUZHI FUWU

U0240724

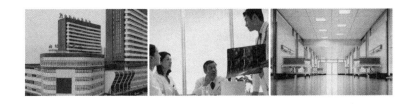

西南大学出版社

国家一级出版社 全国百佳图书出版单位

图书在版编目（CIP）数据

医院优质服务 / 池宇翔编著. -- 重庆 ： 西南大学
出版社，2022.12
（品牌科室管理丛书）
ISBN 978-7-5621-5797-7

Ⅰ．①医… Ⅱ．①池… Ⅲ．①医院－卫生服务－研究
Ⅳ．①R197.32

中国版本图书馆CIP数据核字(2019)第123027号

医院优质服务
YIYUAN YOUZHI FUWU

池宇翔　编著

责任编辑： 张　琳
责任校对： 徐庆兰
书籍设计： 起源
出版发行： 西南大学出版社（原西南师范大学出版社）
　　　　　　地址：重庆市北碚区天生路2号
　　　　　　邮编：400715
印　　刷： 重庆友源印务有限公司
幅面尺寸： 185 mm×260 mm
印　　张： 16
字　　数： 302千字
版　　次： 2022年12月　第1版
印　　次： 2022年12月　第1次印刷
书　　号： ISBN 978-7-5621-5797-7
定　　价： 65.00 元

我国很多医院高层管理者都想方设法建设质量效益型医院，已是大势所趋。作为医院战略业务单元的临床科室，无疑需要紧跟时代步伐创新管理。这套品牌科室管理丛书，很大程度上能够帮助科室主任、护士长从医学专家成长为管理专家，是值得品读的作品！

桂克全

健康界总编辑，《解密华西》《申康维新》作者

....

在医院经营管理面临政策变革、行业激荡的今天，每位管理者都在殚精竭虑地思索符合医学科学属性、医院发展规律的资源整合、效率提升，都致力于推动医院从优秀走向优胜。品牌科室管理丛书成功地将理论体系与管理实践有机结合，是池宇翔老师行胜于言医院经营管理思想的精华呈现。从丛书中体会智慧，从交流中探索出路，与各位医管同行共同奋进！

倪书华

南京同仁医院总经理、管理学博士

....

台湾的医疗改革从 20 世纪 70 年代开始，借由区域医疗网络规划及医院评鉴的推动，再加上全民健康保险的实施，使得医院管理逐步实施了以病人为中心的管理系统。大陆的地域更广、医院更多，要想成功实现医疗改革，必须深入进行医院管理研究，找到适合大多数医院的管理模式。品牌科室管理丛书提倡从科室开始管理变革，降低医疗改革的难度和阻力，为大陆医改打开了一扇窗户！

陈进堂

中国台湾健康产业平衡计分卡管理协会创会理事长、《医疗平衡计分卡》作者

他序

　　池宇翔教授，幼以拯救黎庶为志，苦读医籍，勤思笃行，扎根骨科，兢兢业业，闻鸡即起，达旦无休，挽万千痛患于即倒，为患家与同行之共赏，终有小成。

　　然医者熙熙，患者攘攘，深感日久担重，手握屠龙之刃，遍尝回天之无力，终悟先贤鲁迅之感慨，国人病不在身而在心。

　　痛定思痛，弃万千宠爱于不顾，奋而离职，苦思当下医患离心之桎梏，欲解顽疾于根本。以科学之法，见微知著，将医患之矛盾纵横条理，引古喻今，师夷长技，誓以彻底解决医患矛盾为余生之念。天道酬勤，终有所悟，且心无藏私，尽注笔端，望对天下医者有所裨益，不求尽善尽美，唯愿无愧于心。

　　吾与池君神交旷久，今拜读其文，深有所得，望与诸君共赏。

陈　伟

全国知名医院管理专家、北京积水潭医院医患关系协调办公室主任

自序

突破现有医疗体制进行医院管理变革
——后半生就做这件事

20世纪70年代末我国开始实行改革开放，医疗行业被推向市场，到了90年代末，医患矛盾和医疗纠纷不断凸显。2009年我国实施新医改，数年时间过去了，国家出台了许多医改政策，每年投入数以千亿的资金，而医改的成效并不明显。民众对医院和医务人员的不满好像没有明显改善，医院员工的抱怨似乎没有明显减少。

新医改的问题到底出在哪里？这是政府、医疗从业者和广大老百姓都非常关心的问题。我作为一名医院管理的研究者和践行者，也从未停止思考这个问题。不同省市、不同级别、不同类型医院的问题的解决方法应该是不同的。

近年，我在研究我国医院该如何借鉴部分国家和地区已有的医院管理变革经验时，发现医疗行业的改革不但要进行医疗体制的改革，还要进行医院管理的变革。从国际和国内医改的经验来看，医疗体制的改革是一个漫长而艰难的过程，而医院管理的变革是可以突破现有的医疗体制而得以实现的。

新医改的目标是解决老百姓"看病难、看病贵"的问题，其实与世界上其他国家和地区医院相比较，我国医院"看病难、看病贵"只是一种表面现象。在我国的区县医院和乡镇卫生院看病难吗？我国的中小医院门诊诊疗费和住院手术费贵吗？我国医院目前存在的最大问题，其实是医疗偏离了正确的方向和原有的本质，绝大多数医院更多地是以经济效益为中心和以治疗疾病为中心，而没有真正地以病人为中心和以健康为中心。医疗的本质应该回归到"治好病、当人看、服务好"，不但要实现生理—心理—社会医学模式，还应该有让民众不生病或者少生病的健康管理理念。

近年我在医院管理研究和实践的过程中，体会到部分国家和地区先进的医院管理理念值得我国的医院借鉴，但由于文化传统和社会环境的较大差异，需要对其他国家和地区的医院管理理论和实践进行一定的改良和转化。2004年，我开始系统地研究著名医院管理专家张中南教授的人本位医疗与美国医疗机构评审国际联合委员会医院评审标准、新加坡医院优质服务体系，以及我国台湾医院经营管理模式等前沿医院管理理论和实践。对国内数十家经营管理成果优异的医院进行案例剖析，并用研究的管理理论在多家医院进行管理实践，认识到一些现代化医院管理理念是能够在我国医院实施和落地的。

医院管理变革千头万绪，从哪些方面开始、从什么时候开始、从哪些群体开始、达到什么样的目标等问题需要深入地研究和详细地规划。我从事医院管理和医院管理研究十余年，知道在医院的组织结构中有一个相对独立的经营管理战略业务单元——临床科室。为了降低医院管理变革的难度和阻力，医院管理变革可以从每一个临床科室开始，通过科室试点推广到全院，以科室局部的改变来推动医院系统的改变。

科室管理变革的实施，需要科主任和护士长充分发挥管理的重要作用。我国医院的科主任和护士长都是医学专家出身，绝大多数医院选拔科主任和护士长的标准都是技术优先，而非经营管理能力。我国医院要想推动管理变革，将科主任和护士长从医学专家培养成管理专家是一个发展趋势。当科主任和护士长成为卓越的医院管理者后，医院管理变革将会变得比较轻松和顺利。

我通过对美国、新加坡，以及我国台湾地区医院管理变革的研究，发现医院科室管理变革主要从四个方面转变：一是管理模式的转变，从以管理领导意志为中心到以员工参与为中心，真正地实现以员工为中心的科室创新管理；二是医疗模式的转变，从以治疗疾病为中心到以病人健康为中心，真正地实现生理—心理—社会的全人整合医学；三是服务模式的转变，从以医院职能为导向到以患者需求为导向，真正建立医院的优质服务体系；四是医患模式的转变，从医生主导方式到患者参与方式，真正实现有效的人文医患沟通。要让科主任和护士长掌握和运用管理模式、医疗模式、服务模式和医患模式转变的理念和技能，就需要对科主任和护士长进行系统培训和全面辅导。

我曾经无数次在内心问过自己这样两个问题：一是我这辈子可以活到多少岁？二是我活着究竟是为了什么？人的一生其

实是非常短暂的，我期望自己能够活到 80 岁左右，总计大约 3 万天时间。仔细一计算自己的人生已经过半，只剩下 1.5 万天左右的时间。我的后半生到底要做些什么，才能使自己离开这个世界的时候，少留一些遗憾？

要想自己的后半生不留太多的遗憾，首先要尽量让自己保持健康的状态。我开始了合理饮食、适度运动、规律生活和平衡心理，似乎在修炼自己的身体和心灵。然后是多抽时间陪伴家人，父母年事已高，他们陪伴子女的时间在不断地减少。女儿在一天一天地长大，她独立生活的日子在慢慢逼近。而在以后的日子里，陪伴自己最多的是妻子。我要珍惜陪伴父母、妻子、女儿的每一分每一秒。

人生要活得更加精彩，我选择了对事业毕生追求。事业和工作有着本质的区别，工作更像是自己谋生的手段，而事业则是自己的兴趣爱好所在。在公立医院的十余年，我从一名骨科医生、创伤科主任成长为医院副院长。后来从公立医院辞职，到民营医院当院长。现在我成为一名医院管理研究者，专门从事医院管理培训、咨询和辅导工作。我非常热爱目前所从事的事业，而目前这种工作方式也让我有独立的时间和充沛的精力去思考和研究自己想做的事情，真正地将兴趣爱好和事业追求融为一体，甚至到了爱不释手的地步。

我希望通过自己的努力，能够成为培养医院科主任、护士长的专家，践行科室管理模式、医疗模式、服务模式、医患模式的转变。为了推动医院管理的变革，早日实现新医改的目标，真正让我国医院回归医疗的正确方向和原有的本质，我愿意贡献自己的一分力量。

2013 年我出版了第一本医院管理著作——《品牌科室：创新经营与职业化管理》。近年在全国各地医院培训和辅导的时候，我时常会听医院院长说，他们把这本书作为必读书籍推荐给科主任、护士长，这让我感到高兴和莫大的欣慰。

随着对医院科室经营管理的深入研究和不断实践，我的团队已经初步形成一套将科主任、护士长从医学专家培养成管理专家的复合型人才培养体系。我准备用两年的时间来完成品牌科室管理丛书的研究和编写工作，并且打算以后每三至五年对丛书进行一次全面的改版，希望丛书未来能够成为全国医院科主任、护士长管理的参考书。

出版的第一本书《科室创新管理》，关注员工共同参与的管理模式。学习我国台湾地区医院科室经营管理理念，主要从医院目前面临困境、医院未来发展趋势、战略管理分析、战略规划制订、学科品牌定位、管理模式改进、财务成果衡量、患者服务营销、医疗质量改善、员工职业发展等方面诠释科室的经营管理。创新的含义是实现以患者为中心的经营理念，实现员工共同参与的管理模式。

出版的第二本书《医院优质服务》，关注患者需求导向的服务模式。借鉴新加坡医院优质服务体系，主要从医院服务的现状、医院优质服务的概述、医院优质服务的策略、医院服务的调研、美化医院服务环境、医院5S现场管理、塑造员工服务行为、员工服务行为规范、改善医院服务流程、医院优质服务管理等方面进行全面的阐述。科室管理变革从最容易改变的事情开始，从最能够见到效果的项目开始，医院优质服务体系的建设是医院管理变革的突破口，分别从医院服务环境、员工服务行为、患者就诊流程等三个方面，由浅入深，逐步推进。

出版的第三本书《全人整合医疗》，关注患者健康的医疗模式。引用美国医院生理—心理—社会医学模式的思路，主要从患者安全目标、完整医疗思维、整体护理模式、全面康复理念等方面阐释全人整合医学的实践。改变传统以治疗疾病为中心的临床思维方式，转变为以患者健康为核心的临床思维方式；颠覆以往只注重医疗技术的临床模式，提倡从医疗、护理、康复三方面保障患者健康。

出版的第四本书《有效医患沟通》，关注医患伙伴合作的沟通模式。沿用欧美国家医院医患沟通的通用课程，主要从医患沟通模式转变、医患沟通核心技能、医患沟通情景演练等三个方面展开讲解和训练。完全模拟医生对患者进行诊断和治疗的临床场景，与患者建立伙伴关系和提供访谈结构贯穿整个医患沟通过程，对医生的提问、倾听、语言、行为和沟通流程都要进行必要的规范和训练，让医生真正掌握有效沟通的技能。

每个人的能力和时间都是有限的，我的后半生就做这件事，努力成为我国医院科主任、护士长的培养专家，从科室创新管理、医院优质服务、全人整合医疗、有效医患沟通等四个方面去完善科主任、护士长的培养体系，为我国的医院管理变革贡献自己微薄的力量。

池宇翔

前言

医院优质服务突破医院管理变革

近十余年来，医患矛盾不断加深，医患纠纷层出不穷，医生受到伤害的事件屡屡发生。导致这些问题的原因是多方面的，其中，与其他部门和其他人员相关的因素，医院和医务人员无法去改变，唯一能够改变的就是自己。

综合分析近十余年发生的众多医患纠纷，医院和医务人员或多或少都应该承担一定的责任。80%以上的医患纠纷都不是医疗技术的原因所导致的，而是与医院的不良服务有着较大的关系。目前导致医患纠纷的原因中，医务人员主要存在两个方面的问题：一是缺乏有效的医患沟通；二是缺少医学的人文关怀。

医疗行业是一个服务行业，这已经得到了越来越多的医务人员的认同。但是我们需要反省的一个问题是，我国的医学教育主要教授解剖学、生理学、病理学、药理学等医学基础和内科、外科、妇产科、儿科等专业课程，几乎不去教授医学生如何服务患者和家属。

一些国家和地区的医学教育中，医学人文的课程所占的比例较多，而在我国五年制本科的临床医学专业教育中，医学人文的课程所占比例很少，并且多是理论方面的讲授，因此医学生缺乏在实际临床工作中的演练。

目前，虽然医学院校不去教授医学生如何服务患者和家属，但很多医院还是比较重视医院的服务培训。不过医院在选择什么样的讲师和课程时就面临很多困惑。很多医院认为目前航空业和酒店业的服务应该比其他行业更好，就会邀请一些曾经从事过这两个行业的讲师来培训医务人员。

一般情况下，这两个行业的讲师培训时都是从服务礼仪开始，训练医务人员如何站、坐、行走、微笑、握手、指引等。虽然医务人员在参加服务礼仪训练的时候感觉非常不错，但是到了实际的临床工作中却发现航空业和酒店业的服务礼仪很少能够派上用场。

我近年在研究美国、新加坡等发达国家和我国部分的医院服务时发现，医院的服务是不同于航空业、酒店业、餐饮业等其他服务行业的。其他服务行业面对的服务对象都是正常人，并且提供的都是他们希望得到的服务，而医疗行业的服务对象大多数是生病的人，医院所提供的服务并不是他们希望得到的服务，而是迫不得已去接受的服务。

2010年，我去新加坡的医院交流和学习时了解到新加坡医院的优质服务已经形成比较完善的体系，新进员工必须经过相关服务课程的培训和考核才能上岗，老员工每年也要定期参加服务课程的复训。

新加坡医院的优质服务体系主要由五个方面组成：一是医院服务现状的调研；二是医院优质服务的理念；三是医院优质服务的策略；四是医院优质服务的技能；五是医院优质服务的管理。医院优质服务的技能主要由美化医院环境、塑造员工行为、改善服务流程三个方面构成，需要医院进行较多的内部培训，最终形成以患者需求为导向的医院文化和服务意识。

虽然新加坡医院的优质服务理念比较先进，体系比较完善，但是并非所有的内容和方法都适合中国的医院。我近年对新加坡医院的优质服务体系建设的理论和实践进行了比较深入的研究，结合我国医院的实际情况进行了必要的改良和转化，并运用于我国医院临床工作中，取得了比较显著的效果。

从2009年开始，我国进行新一轮的医疗改革，卫生行政主管部门和相关部门出台了很多改革的政策和意见，此后，国家每年在新医改中投入了大量的资金，但是收效甚微。2017年，国家卫生计生委和国家中医药局制定了《进一步改善医疗服务行动计划（2018—2020年）》，总结推广2015—2017年改善医疗服务有效做法，推动医疗服务高质量发展。

其实，医疗改革，特别是医院管理变革是一个循序渐进的过程，不能期待一个政策的出台就能够彻底解决医院所有的问题。我认为医院优质服务的改善活动是医院管理变革的一个突破口，既能够在较短的时间内取得明显的效果，又能让患者、家属和医务人员明显感受到其优质服务。

随着患者需求的不断增多，医疗行业的竞争越来越激烈，其他服务行业的服务水平也在不断提升，因此医院只有为患者和家属提供更加优质的服务，才能够吸引和留住患者，才会缓解医患矛盾，减少医患纠纷。

改变从最容易改变的人开始，改变从最容易改变的事开始，医院优质服务体系的建设将是医院管理变革的最佳突破口。

目录

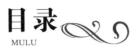

MULU

第1章
医院服务的现状

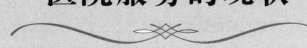

我从事医院管理、培训咨询有十余年时间，近年在全国各地进行医院管理的培训和咨询，脚步遍及除西藏之外的其他省（自治区、直辖市）。从发达地区全国知名的三级甲等教学医院到不发达地区的毫不起眼的乡镇卫生院，看到医院一栋栋漂亮的大楼，一台台先进的设备，不断提高的医疗技术水平，这些巨大的变化，让我感到莫大的欣慰。但是，在医院硬件和技术水平快速提升的同时，医院的服务理念和服务技能等软件的改变似乎没有跟上时代的步伐，甚至与硬件属于现代化医院的状况有些格格不入，这又让我感到一些莫名的担忧。

近年，医患矛盾不断加深，医患纠纷频频出现，特别是在网络信息非常发达的社会，在以前可能是一件毫不起眼的事件，但经过媒体的传播和网络的发酵以后，可能会发展到医院不可控制的地步。医院管理者要充分认识到现代社会媒体危机公关的及时性和有效性。医院管理者应该从这些案例中认真分析我们的医院在服务中出现了哪些问题，应该如何去解决这些问题，避免以后出现类似的事情。

我国医院最近十年发生了数起案例，让广大老百姓看到媒体的新闻标题就叫骂，例如"十万元手术，八毛钱治好""缝肛门""伤口缝了又拆"等。

我们站在相对独立的角度来探讨一下"伤口缝了又拆"这个案例，从中去分析和讨论医院在服务方面存在的问题和为做好服务应该采取的措施。

据报道，在武汉打工的小曾手指受伤就医，事后发现钱不够，由于听见有医务人员说"要么交钱，要么拆线"，他只好将缝好的伤口的线拆掉。值班医生称，他只是遵照当事人的要求拆线。

小曾是仙桃人，几个月前在一家饭馆打工时，他的右手拇指和无名指不慎被破盘子割伤，工友将他送往武汉市第三医院诊治。

据其工友吴师傅回忆，近50分钟后，有医务人员走出手术室交给他一张单子让他去交费，一共 1830 元。 因为仅带了 1000 元，吴师傅只好找到那名医务人员，希望能先垫付 1000 元，剩余的第二天补上，但遭到了拒绝。

此时小曾的手术已经完成，他的手缝了针，打上了石膏。 走出手术室时，他听到有医护人员说："要么交钱，要么拆线！"得知钱不够，小曾举起了石膏还未干透的右手，等着医生把石膏和线拆除。 拆线的时候，没有用麻药，小曾疼得咬牙咧嘴，没有吱声。 随后，他们来到另一家医院，小曾在这里缝了 8 针，花了 800 多元。

最后媒体报道，主要认为医院存在两个方面的问题：一是收费比较贵，第一家医院收费 1830 元，第二家医院收费 800 多元；二是医生给病人拆线的时候没有打麻药。

每当看到这样的案例发生在我国的医院，我们首先不要简单地批评当事的医生和所在的医院，更不能笼统地批评医疗行业的医务人员。 我们应该做的是冷静思考三个方面的问题：一是医院为什么会发生这样的事情，其背后的原因是什么？ 二是这样的事件发生以后，医院哪些方面做得好，哪些方面做得不好？ 三是如何避免医院甚至是整个医疗行业再次发生类似的事件？

首先，我们来分析一下医院和医生在这件事情中哪些方面做得好。

医院的当事医生做得好的方面：

1. 当事医生在患者没有交费的情况下，首先给患者进行了伤口缝合，这是严格地执行了医院的首诊负责制。

这件事情发生以后，有的媒体和老百姓质问这个当事医生是否有医德。 医生在患者没有交费的情况下就进行了伤口缝合，这肯定是有医德的表现。 但是当事医生在知道患者没有足够的钱交费的时候，又将患者伤口上缝的线拆掉，似乎又是没有医德的行为。

2. 这个当事医生面对媒体记者采访的时候，没有躲避镜头和逃避责任，实事求是地将当时的情况进行了回顾，坦然地承认了自己给患者伤口缝好后就拆线是不对的。

医院处理医患纠纷的医务部副主任做得好的方面：

1. 当媒体记者到医院采访时，医院的医务部副主任首先提供的是医院对当事医生处理的红头文件。 给予当事医生的处理是下岗学习、停职检查、行政记大过处分，在医务部学习医德规范，不能从事临床工作。

2.向媒体和民众解答大家的两个疑问，成功地化解了医院面对的媒体危机。

一是医生给病人拆线的时候没有给病人打麻药。医务部副主任首先告诉大家的是，医生给病人拆线的时候，麻药的作用还没有消失。后来又告诉大家一个常识，医生给病人拆线一般都是不打麻药的。

二是医院收费比较贵的问题。医务部副主任首先没有去解释医院收费是否贵的问题，而是告诉大家医院处理这一事件的方法。第一是让医院的审计部门进行内部审计，第二是告诉大家审计参考的标准是《湖北省物价局医疗收费标准》。

细心的观众会发现医务部副主任的解释非常专业，《湖北省物价局医疗收费标准》规定缝合一根肌腱收费是600元，这个患者是两根肌腱断裂，缝合肌腱收费应该是1200元。其实当事医生当时只是拆掉了皮肤的缝线，而没有拆肌腱的缝线。1830元减去1200元，等于630元，这样计算出来的结果是第一家医院给病人缝合皮肤实际只收了630元，而第二家医院只缝合皮肤却收了800多元。

还有媒体最后采访病人的时候，他已经回老家养伤了。病人面对媒体镜头的时候说道："这家医院挺好的，院长都亲自带礼物来看我了。"

虽然该医院发生了医生给病人伤口缝好后就拆线这样非常荒唐的事情，但是仔细分析，该医院的医务部副主任在处理这一事件的危机公关上具有较高的水平，应该是我国医院近年来面对媒体危机事件成功应对的典型案例。

其次，我们讨论一下这位当事医生和医院存在哪些方面的问题。

1.医院的就诊流程不规范。像这样的手外伤病人是应该先缝合伤口，还是应该先开具伤口缝合的费用清单让病人交费呢？医院可能没有针对这类急诊病人的处理流程和规范，医生更多的是根据自己的经验来处理类似的事情。

2.医生的医患沟通和知情告知做得不到位。医生应该在手术前告知病人和家属（陪护人员）病人的受伤情况，可能采取的治疗方法，大概需要花多少医疗费用等。当病人与医生发生争执时，医生没有保持职业的态度，缝合好的伤口是无论如何都不能立即拆线的。

3.当事医生在医患纠纷发生后，没有采取恰当的服务补救措施。当事医生在与病人及其工友发生分歧时，发现自己已经无法控制自己的情绪和场面时，应该向上级医生或者科室主任及时汇报，邀请他们协助处理。

接着，我们再来讨论一下，医院出现这种极端事件背后的原因有哪些。

出现类似的事情后，不要将所有的责任都推卸到当事医生的头上，认为医生没有医德或者责任心不强。 医院管理者应该从医院服务的体系上审视问题的根源，只有这样才能避免类似的事情发生。

1.医院可能没有详细的就诊流程和规范来指导医生的临床工作。

2.医院可能缺少对医生进行医患沟通和服务补救的培训和演练。

最后，我们来总结一下，医院管理者为了避免类似的事情发生，应该采取哪些措施。

1.制订服务的标准。 每个部门的管理者，应当根据部门的服务对象和特点，与一线的员工一道制订每个岗位的服务标准。

2.培训服务的技能。 当每个岗位的服务标准制订以后，部门的管理者应当组织员工进行定期培训和演练，并且要求每个员工都能够熟练地掌握服务标准。

3.督导服务的过程。 对每位员工进行服务标准的培训后，部门的管理者千万不要轻易相信每位员工都会严格地按照服务的标准来服务患者和家属。 部门管理者应当在实际的工作中对员工的服务进行辅导和监督。

4.评价服务的效果。 当服务的标准实施一段时间以后，医院管理者和部门管理者应当对服务的效果进行评价，以便在以后的工作中进行持续的改进。

✤ 医院环境

空间布局杂乱无序

我国民众生病就医有一个明显的习惯，就是不管大病、小病都希望去当地最知名的医院，去找最知名的专家看病。 我们分析一下，一般情况下当地最知名医院的病床数量都是最多的，多达数千张以上，门诊人次以千人、万人作为每天的计数单位。

我国大多数大医院都经过了改建或扩建，因为医院的规划布局基本上缺乏长远规划，很少有医院预留未来的发展空间。 很多医院只注重追求规模扩张，很少考虑患者和家属在医院就诊时是否方便和快捷。

其实我国医院的建设状况和城市的建设状况有惊人的相似之处，即只关注外表的光鲜，而内部的"心脏"是比较脆弱的，缺乏长远规划和工匠精神。 现在我国好多大中型城市一旦遇到大暴雨，就会变成一片汪洋大海。 2021 年 7 月，郑州的一场大暴雨让人们都认识到城市里面下雨会出现人员伤亡。据说，在我国有两个地方的老城区下雨不会出现人员伤亡：一个是山东的青岛，另一个是江西的赣州。其根本的原因是这两个地方的老城区都有一个庞大的地下排水系统。

医院的新建、改建或者扩建，都需要建筑的设计与医院的流程进行有机的结合，但是目前我国既懂医院建筑设计又懂医院管理的人才实在太少，国外的医院建筑设计又无法照搬，所以很多医院的建筑都缺乏系统的思考和精心的设计。我在国内曾经见过几家建筑实用性和学习流程都比较好的医院，其背后是这些医院的院长呕心沥血地付出，这是他们用两三年甚至更长的时间去参访国内外的医院，与医院管理团队、基层员工和建筑设计、建筑施工、建筑装修等公司深度沟通、探讨的结果。

我们来看看医院空间布局杂乱无序的几个案例：

第一关　门前抢车位

一名普通患者张某到医院看病，至少要过几道关卡。"进大门"只是求医路上的第一关。上午9点，××医院西楼南门前已排起车龙，一直向北延伸，老远就听见人车声音嘈杂。张某探出头，四下寻找停车位，在南门对面的停车场上，一块"车位已满"的牌子挡住了他的去路，张某被夹在十几辆车中，在停车场前等待。"唉，医院门口排排队，习惯了。"张某关上车窗，把广播从新闻调成了相声。

"天天如此。"停车场的管理员跑去指挥一辆正在倒车的小轿车，他扯着嗓子喊着挡路车的车号。"每天早上不到8点，就开始排队往里挤，××医院又和××医院挨在一起，看病的人就更多了。"只有当车辆驶出，管理员才会放进下一辆车。在停车场的外围，也停着几辆汽车，每辆车都被贴条，"违法停车告知单"在雨刷器下随风摆动。

第二关　选科室有点儿像撞大运

紧接着找科室也是一种考验。××医院门诊大厅挂号窗口前，64岁的王某望着眼花缭乱的导诊屏，不知道该挂哪个科室，神经内科、神经外科、血管科、心内科等科室名让她晕头转向。

"看病时，经常有患者挂错号，到了诊室还得我们'导诊'。"×××医院一位医生坦言，"很多时候患者并不清楚到底要看哪个科室，即使有导诊，也时常不能起到一步到位的作用。现在随便哪一家大医院都有十几个甚至几十个科室。有的新科室，我都不知道是治什么病的，更别说患者了。"

"20世纪六七十年代，一般医院只有内科、外科、妇科、儿科四个科室，但现在随便哪一家大医院都有几十个科室。这对已确诊的患者来说确实是好事，但对初诊者来说很容易走弯路。"××医学院一位教授表示，"科室的细化是全球的普遍现象，不过美国已开始重新重视综合科室。美国患者看哪个科、上哪家医院看，都有专业的社区医师把关，并不需要病人自行判断。"

第三关　医院复杂得像西直门桥

摆脱了医院门前拥堵的长龙和选择科室的煎熬后，进了医院的周某傻眼了，医院那迷宫般的建筑让他晕头转向。

进入×××医院北门，周某一路向东，穿过冒着热气的浴室和洗衣房，却找不到门诊楼的方向。"师傅，门诊楼怎么走啊？"周某向一位穿着工装的工作人员求助。"过了这潭水就到了。"周某顺着工作人员手指的方向，一个人工开凿的水潭将路分成了两段，"向左还是向右呢？那师傅没告诉我啊！"周某和妻子商量后，决定绕水潭向左，看到了一栋楼后，周某一阵欣喜，走近却发现上面写着"行政楼"。

"门诊楼怎么走？"周某再次求助，一名清洁工说："向左拐，通过水潭上的石桥，再直走就到了。"周某抬手看了看时间，从进大门到门诊楼用了10分钟。在门诊楼前，周某看到了医院平面示意图，上面一共标注了15个医用建筑，"门诊楼、急诊楼、南楼病房、北楼病房……这谁能分清楚啊？"

"大夫，究竟在哪儿啊？我找不到。"周某透过玻璃窗对取药的大夫说，在门诊一楼，与两个收费口相连接的是西药房，而药单上还有中药，周某在大厅里转了两圈也没找到中药房。"您出门诊楼向左走，几十米就能看到综合楼，里面就能取中药了。"周某安顿好妻子，自己来到了综合楼取药，"这医院跟迷宫似的，挂号、收费、取药还不在一个楼，绕来绕去的，像捉迷藏一样。"

医院标识不清楚

医院建筑的空间布局杂乱无序，这是由我国医院快速扩张发展的历史原因所造成的，要想完全改变现状是一件比较困难的事情。当医院空间布局无法改变的时候，医院的标识导视系统就显得尤为重要，但是目前我国很多医院的标识导视系统极为不规范，导致患者、家属和来访者很难通过医院的标识导向顺利地找到想要去的地方。

医院的服务流程应该是服务行业里面最复杂的流程之一，并且医院的很多部门和科室都是医院所特有的，名称和叫法都比较专业，患者、家属和来访者在较短的时间内很难弄清楚。

我曾经在一家医院进行优质服务体系建设的辅导，医院的门诊部主任就给我讲了一个真实的案例。

一名门诊患者需要做检查，门诊医生就告诉他，先去化验室验血，然后去放射科拍片。结果门诊患者找了半天都没有找到化验室，后来碰见一个好心人告诉他，检验科就是化验室。

当他找到放射科拍片时，放射科的医生把他带进 DR 检查室，他又赶紧解释："医生，不好意思！我走错了，我是到放射科拍片，不做 DR 检查，请问放射科在哪里？"

医院的标识导视系统是否规范、清楚对于患者和家属来说尤为重要。大家可以试想一下，当患者生命垂危或者病情危重的时候，患者和家属来到一个陌生的环境，还要到处寻找在什么地方挂号、就诊、交费、验血、做心电图、做 CT、做 MRI、取药等。换位思考一下，如果我们就是这个患者或者家属，会是什么样的心情呢？特别是患者中午或晚上到医院就诊的时候，导医和其他工作人员都下班了，门诊大厅可能空无一人，患者和家属没有办法找人询问，此时此刻他们焦急的心情可想而知。

患者和家属与医务人员发生矛盾和纠纷，其实很多时候不是因为某一件单纯的事情而发生冲突，而是患者和家属在整个就诊过程中很多细小的不满意或者不公平事件的集中爆发。所以医院在标识导视系统的设计和制作过程中，需要真正地站在患者和家属的角度思考，关注每一个细节。

英国新闻报道：由 Pearson Lloyd 伦敦工作室重新设计的急诊室标识系统可以有效减少 50% 的侵犯和暴力事件。

在过去的一年中，该设计在伦敦和南安普敦的两家医院试用，据 Pearson Lloyd 的总监汤姆·劳埃德介绍，其成效出乎意料的好，该系统在两个医院实施后攻击性事件减少了 50%。

在该项设计的研究和实施中，Pearson Lloyd 组建了一个多学科小组，包括精神分析学家、服务设计师、急诊室顾问和社会科学家来系统分析容易使患者产生激动情绪，以致辱骂医院工作人员，甚至产生肢体冲突的主要原因。

研究和分析表明，导致患者情绪激动或愤怒的主要原因是患者不理解临床语言或操作流程，他们甚至会对为什么有人比他们后来却比他们先看医病而产生不满。

为此，该工作室提出了具体的解决方案：

1. 在候诊室和咨询区域内，将关键信息显示在相关位置，以便患者随时了解他们排队的情况，以及整个过程的每一部分可能需要的时间。

2. 在候诊室的进程地图中清楚标明患者就诊的整个流程，并通过标识信息引导患者进行登记、问诊、治疗等流程，并辅以传单描述更多的细节。

3. 在整个急诊部门中的显著位置设立直立的面板，用于标注和解释发生在每一个空间的诊疗活动内容，直立面板采用一致的外观以易于患者辨认。

4. 通过大显示屏实时反映整个部门繁忙程度的信息，以及各诊室预计需要等候的时间，以便患者了解和预估自己等候的时间。 对于有条件的医院，设计师建议在现场使用移动应用程序，以便引导患者到距离最近或等待时间最短的诊室就诊。

我国很多医院除了标识导视系统不清楚外，还有一个最大的特点，即墙上贴满了各式各样的东西，杂乱无章，字体各种各样，规格大小不一。 墙上有医院的管理制度、科室医生护士的简介、健康宣传资料、医保管理制度、价格公示栏、消防管理制度、党风廉政建设等内容。

有的医院到处都贴有禁止吸烟的标识，但是在医院随处可见患者、家属，甚至是医务人员吸烟的身影。 有的医院墙上贴着"请讲普通话"，可是医务人员都是用方言沟通交流。 还有的医院墙上贴有"请写规范字"的标语，但好多患者和家属却说，医生和护士写的字像天书一样。 后来我发现，医院贴在墙上的宣传口号和警示标识，基本上很多员工都无法做到。

生活设施不完善

患者到医院就诊、住院不但要诊断和治疗疾病，在一些情况下还要在医院里面生活。 我国很多医院的设施和设备配置主要是考虑患者疾病的诊断和治疗，较少关注患者和家属在医院生活方面的舒适和方便。 我们的核心理念还是以治疗疾病为中心，而非以病人为中心。

门诊患者到达医院以后的基本生活需求主要有饮水、就餐和上厕所。 我国很多医院在门诊的区域没有配置饮水机，即便有饮水机的医院也没有关注不同患者的特殊需求。 如有的患者需要热水，有的患者需要温水，有的患者喜欢凉水。 患者或家属需要饮水的时候，医院是否能提供一次性水杯？ 饮水机的设计和放置是否考虑防止儿童和老人烫伤等。

医院卫生间的数量、位置和内部设施对于患者来讲也非常重要。 部分患有泌尿系统和消化系统疾病的患者，希望在最短的时间内找到卫生间。 很多医院门诊的卫生间都在比较偏僻的角落，卫生间的标识需要走到卫生间的附近才能够看到，并且卫生间蹲位的数量不够，特别是女卫生间的蹲位尤为偏少。

医院卫生间对特殊人群，例如老人、儿童、孕妇、残疾人、带婴儿的父母等的需求难以满足。 医院卫生间从医院感染控制的角度需要配置感应水龙头、擦纸巾、干手机、消毒液、洗手液等，但基于成本的控制或者管理的难度，医院一般情况下都不愿意按此标准配备。 曾经还因为医院卫生间是否应该配备卫生纸和洗手液引发了一场激烈的争论。

医院公共卫生间的浓烈臭味也是我国不少医院的一大特色。 曾有外国友人开玩笑，在我国医院找厕所，最简单、快速的方法就是闻臭味。 我曾经到过浙江丽水市中心医院参访，医院院长告诉我，他们为了让公共卫生间没有臭味，想尽了一切的办法，终于达到了目标，他说这些方法都可以申请国家专利了。

我国很多医院的卫生间存在不同程度的安全隐患。 一是卫生间与走廊之间、卫生间的地面与蹲位之间都有一定的高度差，患者行走不方便容易跌倒；二是卫生间地面湿滑，增加了行动不便的患者发生跌倒的风险；三是卫生间隔断的门向里开，一旦患者发生晕倒等意外，增加了施救的难度；四是卫生间缺少紧急呼叫按钮或者拉绳。

部分医院缺少自助银行、POS 机、超市、礼品店、书店、护理用品店等生活设施。 有些医院的患者候诊区、休息区设施比较简陋。

住院患者和家属对医院的生活设施配备要求更高了。 这就意味着首先需要改进的是医院的餐饮，医院里的不同人群有着不同的饮食习惯和营养需求。 例如：刚刚生完孩子的产妇，根据当地的风俗习惯需要喝红糖水；掉了牙的老人，需要将他吃的肉类和蔬菜打成泥状；信仰伊斯兰教的患者，需要清真食品等。 我国大部分医院还缺乏专业的膳食营养师来为有特殊需求的患者提供可口和营养的餐食。

老年患者、消化系统疾病患者、恶性肿瘤和其他终末期患者需要少食多餐，但绝大多数医院不能够保证 24 小时供餐，医院的临床科室也并非都配有供患者、家属保存饭菜的冰箱。

如果患者在医院住院的时间超过 2～3 天，患者和家属就需要在医院解决洗澡和洗衣服的生活问题。 我国很多医院还没有解决患者和家属冬天洗热水澡的问题，尤其是部分偏瘫、截瘫、不能站立、不能下床的患者洗浴困难的问题，医院缺乏专业的洗浴设备。 很多医院没有为住院患者设置专门的洗衣间、晾衣架，配备洗衣机、脱水机、烘干机等。

我国很少有医院为住院的患者和家属配备专门的娱乐场所。医院为了增加更多的经济收入，想尽一切办法增加病床。医院里面有很多住院时间比较长的患者，在每天治疗结束后打发时间最常见的方法就是睡觉和看电视，其实这样的生活状态不利于患者恢复健康。

✿ 员工行为

职业着装随意

在相当长的时间里，医务人员的形象在患者、家属和来访者的眼里都是比较崇高和伟大的，所以医务人员的着装应该具备一定的职业形象。我在很多医院进行内部培训的时候发现一个奇怪的现象，医院非常愿意花几千万，甚至上亿的资金修建漂亮的大楼，也愿意花几百万，甚至上千万资金购买先进的医疗设备，但很少有医院愿意为每位员工投入几百元购置职业装。

后来我分析了一下原因，可能是医院修建一栋漂亮的大楼，立马就改善了医院的形象，成了医院或政府的民生工程。购买一台先进的医疗设备，提升了医疗的硬件水平。很少有人去关心医院员工的职业装价格，据不完全调查，我国大部分医院员工的职业装价格都在百元以下，很少有一套职业装超过三百或五百元的。

我国医院的员工着装有一个普遍的现象：护理队伍的职业着装是最为规范的：统一的护士帽、发夹、衣服和裤子和鞋子等。而其他员工的着装就花样百出：在夏天有的医院可以看到员工穿短裤配凉鞋的，在冬天可以看到员工将鲜艳的上衣暴露在工作服外边的……

白大褂是医务人员职业形象的象征，但是有些医院的工勤人员，特别是收费人员也穿上了白大褂，这容易给患者、家属和来访者造成角色的混淆。

行为举止粗俗

医务人员的行为举止代表医院的形象，患者、家属和来访者能够一眼看出医务人员的文明程度。虽然随着社会的发展，医务人员的行为举止和文明程度不断提升，但还是有少数医务人员的行为举止与医院的形象不相符合。

医务人员缺乏以客为尊的服务理念，在医院的区域范围内很少有员工向陌生的患者、家属和来访者主动问候。很多医院除了护理团队以外，其他员工的站姿、坐姿，行走等行为缺少职业化训练，没有形成缓行靠右、急行靠左的行为习惯。

医院有员工在工作空闲时间闲聊、玩手机、阅读与工作无关的书籍或者网络资料。上班时间在工作区域吃零食、就餐等现象也会偶尔发生。在工作的场所大声说话、嬉戏打闹，接待门诊或住院患者、进行检查操作时接听手机等现象时有发生。

医院有员工在乘坐电梯时还会讨论患者的病情、商量工作中的事情、探讨生活中的问题、抱怨医院的管理等，某些不恰当的语言和行为会对患者、家属和来访者造成不良的影响。

在医院临床科室晨间查房或教学查房时，医生和护士行走时队形杂乱无章，进入病房时没有敲门示意，没有向需要查房的患者主动问候，较少向患者和家属进行自我介绍以及介绍查房的上级医生和护士。上级医生和护士在询问病情和检查患者身体时，部分医生和护士没有关注患者和被查房者，单独在一边闲聊或做自己的事情，缺乏对上级医生、护士以及患者、家属的尊重和职业精神。

面部表情冷淡

我国医院的医务人员大部分不会在陌生人面前表现得和蔼可亲、笑容满面、热情有礼、风趣幽默，更多的是循规蹈矩、一本正经。医务人员与患者、家属之间很难在短时间内建立信任关系，导致出现很多的误解、猜疑，最后发展成矛盾和纠纷。

说话语气生硬

我国医院还有相当比例的员工说话语气比较生硬，缺乏和蔼可亲的态度和风趣幽默的语言。原本患者在身体、心理等诸多方面都存在一定的问题，比较在意医院员工的语言和行为，特别是医务人员的态度和说话的语气。

较少有医院员工能在接待患者、家属和来访者时，表现得彬彬有礼，见面主动问候一声"您好！"；在为患者进行检查、治疗等操作时说上一句"谢谢您的配合！"；在患者、家属离开时说一声"请慢走！"。

被西方等称为"医学之父"的希波克拉底曾说过："医生治疗疾病有三种方法，一是语言，二是药物，三是手术刀。"医生恰当的语言能够对患者疾病的治疗起到一定的作用，反之，不合适的语言可能导致患者的病情加重，甚至会导致不必要的医患矛盾和纠纷。

谈到医生的话语作用，我国著名心血管病专家、健康教育专家洪昭光先生感触更深。这位已经从医40多年的老大夫，讲了这样一件真事：一个医生，三句话说死了一个人。

第一句："你的病呀，来晚了。"患者一听就急了，赶紧求医生："大夫呀，我们大老远慕名而来，求您想想办法吧。"

这时，医生来了第二句："你这个病呀，没治了。"

患者又求医生。医生的第三句话是："你早干吗去了？"患者听完这三句话，好像一盆凉水兜头浇下，心想完了！他眼皮耷拉着，头都抬不起来了。回到家，家人一看他这样子，忙问这是怎么了。患者说："大夫说了，我来晚了，没治了，我早干吗去了。"

他上午11点半离开诊室，下午4点嘴唇发紫，晚上8点进急诊室，第二天凌晨2点就去世了。

✿ 服务流程

分级就诊难实现

我国的患者就诊一般都有这样一个习惯，只要在经济条件和时间允许的情况下，都愿意到当地最好的医院，找最好的医生看病。目前我国80％以上的优质医疗资源集中在大城市，没有建立真正的分级诊疗体系，导致大量的常见病和多发病患者涌入城市中的大医院，最后导致患者到大医院看病的结果是：排队三小时，看病三分钟。

从理论上讲，城市的大医院应该接诊和收治其他中小医院解决不了的疑难杂症和危急重症患者。如果有大量的普通患者涌入城市的大医院，占用了医院的空间和医务人员的时间，对疑难杂症和危急重症的救治是非常不利的。其实到城市大医院就诊或者住院的一般疾病患者，80％～90％都是常见病、多发病，在基层医院是能够得到有效解决的。

医院分级就诊体系难以实现的一个重要原因是，近十年以来，由于医疗保障制度建立，人口老龄化的趋势加重，慢性疾病的不断增加等因素，医疗需求呈井喷式发展，大医院急需快速扩张。大医院具有极强的"虹吸作用"：首先是政府的资金投入和政策的倾斜，其次是医院的规模和先进的设备，再次是聚集了较多的优秀人才，最后导致大量的门诊患者和住院患者不断地涌入。

一方面是，北京年诊疗近 2.2 亿人次，日均有 70 万外地患者看病；另一方面是，河北每年有 700 万人次甚至感冒发烧赶赴北京就医，而距京 30 千米的燕郊三甲医院的病床闲置率高达 70% 。

《瞭望》新闻周刊的记者调研了解到，由于北京优质的医疗卫生资源集中，大量外地人口进京看病就医，使北京三级医院不堪重负，也加剧了城市人口和交通负担，北京甚至被戏称为"全国看病中心"。

目前，全国多地发出城市大医院取消普通门诊的信号或者采取具体的措施引导病人进行分级就诊。从长远的角度来看，这一举措对缓解"看病难、看病贵"的现状能起到积极的作用。但是对于城市大医院来讲将面临一些比较现实的问题：普通门诊取消带来的医院收入减少如何弥补？是否愿意让医院的专家到基层医院开设门诊或者自己开私人诊所？另外，如何与比较分散的基层医院形成真正的双向转诊体系？

如何让基层医院留住大量的常见病和多发病患者？首先需要考虑的一个问题是患者是否愿意在基层医院看病，是否能够在基层医院看好病。让患者在基层医院看好病的前提是，基层医院有优秀的医务人员，保证他们在常见病和多发病的诊断和治疗上与城市的大医院水平相当，遇到疑难杂症和危急重症时能够及时地识别，在最短的时间内将患者转诊到合适的地方治疗。

基层医院要培养和留住优秀的医务人员的关键因素是薪酬待遇与大医院的差距不能太大，还有他们职业生涯的发展要有一定的空间。基层医院留住优秀人才还面临其他诸多问题，例如子女的教育、居住环境、消费和娱乐的氛围，等等。

预约诊疗推行慢

预约诊疗是未来患者到医院就诊或者住院的发展趋势，这样有利于医疗资源的合理利用，同时能够提升医院的服务水平和医疗质量。目前我国医院推行预约诊疗的速度比较缓慢，绝大多数医院开展了预约诊疗的服务，但是离除急诊以外 100% 的比例还有相当遥远的距离。

在我国，要想全面实现预约诊疗面临着许多困难：一是患者的就诊习惯，一旦生病，患者都希望能在最短的时间内得到解决；二是我国人口众多，医疗资源分配不均衡，大医院门庭若市，而小医院门可罗雀；三是目前我国医院预约诊疗的途径主要是电话、网络、现场等方式，通过诊所和社区预约的渠道还没有建立；四是医院的信息系统基本都是"孤岛"，区域内，乃至全国医疗卫生机构信息系统没有进行有效的整合。

部分医院虽然实现了大部分门诊患者就诊的预约诊疗，但是没有预约到具体就诊的时间段，同样没有完全实现医院资源的合理利用和减少患者的等待时间。还有的医院虽然实现了门诊就诊具体时间段的预约，但是患者在等候辅助检查的时间上没有预约，同样可能造成患者在某个具体的辅助检查项目上等候较长的时间。

就诊流程缺优化

我国的医院门诊就诊和住院治疗流程的设计，更多的是考虑医院和医务人员工作流程和工作时间的方便，很少站在患者的立场来考虑就诊流程应如何改善。

门诊患者初次就诊，一般要经历咨询、分诊、挂号、就诊、辅助检查、取辅助检查报告、开处方、取药等诸多环节，每一个环节患者可能都需要排队等候。在排队等候的过程中，患者和家属很容易产生烦躁的情绪，这为矛盾和纠纷的发生埋下了隐患。

在大医院，特别是患者等待做 B 超、CT、MRI 等检查时，由于每天检查的人次比较多，每位患者检查又都需要一定的时间，导致这些区域每天排队等候检查的患者都特别多。特别是有些需要禁食、憋尿的患者，在漫长的等待检查的过程中，如果稍微遇到医务人员的服务态度不佳，就可能导致患者不良情绪的爆发。

我国的医院普遍缺乏专门的患者就诊流程分析和改善的专业队伍，虽然医务人员每天的工作都在忙碌中度过，但是医院的就诊秩序比较混乱，患者、家属对医生、护士的不满情绪时常存在。

住院患者的治疗流程更加复杂，每天需要躺在病床上等待医生查房、护士治疗，患者和家属无法知道这些事情从什么时候开始，也不知道什么时候结束，唯一能做的事情就是耐心等待。

患者或家属办理入院和出院手续的流程也是异常复杂，涉及医生、护士、药房、收费等多个部门，还需要他们安排时间进行协调，有时候出院的诊断证明盖章都需要患者和家属花很长的时间。

✤ 患者安全

患者到医院门诊就诊或住院治疗，最关注的是身体的健康和生命的安全，同时还会关注财产等方面的安全。有的医院可能会发生钱包、手机等贵重物品被盗，钱财被不法分子诈骗，停水、停电，患者跌倒、坠床事件，火灾事件等。所以，医院的服务不但要关注患者、家属就诊时的感受和满意度，还应当关注患者、家属的生命和财产安全。

2011年8月24日晚上10点左右，上海某医院外科病房大楼裙楼突发火灾。此时，一名已经全身麻醉的患者正在手术室接受截肢手术，手术室内至少有6名医务人员在场。这6名医务人员发现隔壁房间起火后撇下手术台上正在进行手术的患者撤离，患者最终窒息身亡。

手术室突发火灾，还没有做完截肢手术的患者还处于全麻状态。此时，究竟是在等待灭火的过程中尽快缝合伤口结束手术，还是先转移患者，再灭火？

上海某医院的6名医务人员在8月24日晚上面临着职业生涯中或许是绝无仅有的两难选择——任何一个选择都可能导致患者死亡。"在处理这样的事件中，没有最优，任何一种选择都是合理的。"这是江苏南通一位工作26年的麻醉医生最设身处地的判断。

医院要想尽量保障门诊、住院患者及家属的生命和财产的安全，应该要做好医院紧急事件的管理。其实最近十余年，我国的医院发生了两起极具代表性的紧急事件。

医院应急呼叫系统

美国国际医院评审标准和我国等级医院评审标准都比较注重医院紧急事件的管理。按照国际和我国的评审标准，医院应该建立和完善应急呼叫系统，例如紧急呼叫按钮和医院广播系统。

紧急呼叫按钮应该包括床旁呼叫按钮、卫生间呼叫按钮和公共区域呼叫按钮。我国的医院基本上都安装了床旁呼叫按钮，但是对于大部分医院来说都是形同虚设，床旁呼叫按钮更多的时候是起到通知护士更换输入液体的作用，这是一种非常危险的意识。

在病房卫生间和公共卫生间安装紧急呼叫按钮的很少。 其实医院的卫生间都应该安装紧急呼叫按钮。 患者或者家属在卫生间如厕时，如果发生体位低血压或者其他突发疾病的时候，紧急呼叫按钮能够发挥较大的作用，为抢救生命赢得宝贵的时间。

很多国家对人的生命是比较重视的，不但在医院的公共区域有自动电击除颤仪，在机场、酒店等公共场所也会配备。

我在山东的一家医院做内部培训的时候，该院院长告诉我一件让我非常感动的事情。

他说最近两年，医院为了推行改善医疗服务行动计划，专门在门诊的导医台增设了一个巡视护士的岗位。 巡视护士的主要任务是在门诊大厅巡查，观察是否有患者和家属需要帮助，判断是否有患者的病情突然加重，需要紧急救治。

该院长欣慰地说到，在门诊巡视护士这个岗位增设的两年时间里，巡视护士发现了 8 例心跳呼吸骤停和发生晕倒的患者，经过及时的抢救后，患者都转危为安。不但避免了医患纠纷的发生，最重要的是及时挽救了患者的生命。

医院还应当设置院内广播系统，该系统要覆盖医院室内外所有区域。 对重点科室（例如重症监护室、抢救室、麻醉复苏室和手术室等）可设置独立的广播分系统，便于这些重要部门快速响应。

医院要设置应急专线电话和统一的紧急广播代码。 医院的应急专线电话应当 24 小时保持畅通，手机和固定电话都可拨打。

医院遇到紧急事件时，医院员工既要快速行动，又要避免患者、家属和其他人员产生不必要的恐慌情绪，因此，医院紧急广播系统应当使用广播代码传播信息。 统一的紧急广播代码包括发生紧急事件地点加三位相同数字的紧急事件代码。 例如：院内急救为 999，火灾事件为 111，治安事件为 222，群体患者收治为 333，婴儿被盗为 666，后勤水电气严重故障为 777 等。

2008 年 5 月 12 日汶川大地震中出现了一位伟大而又平凡的中学校长，他的名字叫叶志平，人们把他称为"最牛校长"。

在四川省绵阳市安县（现安州区）桑枣镇，有一所很出名的中学——桑枣中学。 桑枣中学创办于 1974 年，是一所安县教委直属的农村初中学校。 学校建筑面积 10000 多平方米。 现有教学班级 31 个，在校学生 2323 人，教职员工 178 名。

叶志平是个英雄：从 1997 年起，多次将一栋学校没有验收的教学楼加固；2005 年起，每学期在全校组织一次紧急疏散演习。 5·12 地震时，该校 90 多名教师、2200 名学生全部冲到操场，用时 1 分 36 秒，全校师生无一伤亡……

医院紧急事件的管理应当以预防为主，而非在紧急事件发生后去采取补救的措施。 医院应根据可能发生的紧急事件，例如火灾灾害、自然灾害、停水停电、设备故障、危险物品、暴力事件、炸弹威胁、患者失踪、盗窃诈骗、医疗应急等制订应急预案，定期进行培训，定期或不定期进行实战演练。

火灾灾害

医院是人群密集的公共场所，并且是一个非常特殊的公共场所。 医院的患者中有老人、儿童、孕妇、手术患者、重症患者等，他们中有不能够独立行走的，甚至有不能够下床的特殊患者。

医院的住院病区、手术室、重症监护室等区域存在较多的消防安全隐患。 如患者、家属和医务人员使用微波炉、热水器、烤火炉等，部分医院吸烟人群仍然存在，在医院里，大功率医疗设备和电器普遍存在使用外接电源的现象。

医院的消防演练流于形式，多数医院是在空地燃烧几堆柴火，让医务人员使用灭火器把火灭掉。 试问，有多少家医院模拟过当医院发生严重火灾时，医务人员和消防员将医院的所有门诊和住院患者撤离出来？

现在我国有很多医院的住院大楼为了追求气派和豪华，楼层高达 20 层甚至 30 层的比比皆是。 试想，这样的大楼发生火灾时，如何保证大量行动不便的患者撤离？此外，我国目前有很多医院都是在原址改建或扩建，在狭小的空间内，除了大楼，还是大楼，根本没有一块空地来容纳从大楼里面撤离出来的患者。

所以我国的很多大型医院一旦发生严重火灾，会不可避免地造成大量的人员伤亡。 因此医院管理者应当重视。

自然灾害

由于全球气候变暖等因素的影响，极端天气出现的频率增加，地震、台风、海啸、泥石流等自然灾害时常出现。 特别是近年我国大部分城市的建设只注重外表的光鲜，忽视了城市下水管网、地下集水设施的建设，一旦发生暴雨天气，大多数城市里面基本上是一片汪洋大海。

医院应当根据当地的气象记录历史，预测可能发生的极端天气情况，积极采取预防措施，制订应急方案。

停水停电

医院停水停电也时有发生，医院也应该做好充分的准备。医院一旦发生停水停电事件，将给医务人员的工作和患者、家属的生活带来诸多的不便。

由于医院感染控制的要求，一旦停水后，医务人员将无法用清水洗手，只能依赖于消毒液擦拭。停水还会给医院带来一个非常麻烦的事情，就是厕所的大小便无法冲洗，不但会有浓烈的臭味儿，还有可能造成医院环境的污染。患者、家属以及医务人员的洗漱用水都无法提供，医院食堂可能就没办法保证正常的餐饮供应，清洁工就无法进行日常的清洁工作。

医院应该设置最起码能保证全院人员 24 小时用水量的储水箱或蓄水池，并且要定期循环使用和清洁消毒。

停电给医院带来的困扰可能比停水还要大，因为停电意味着抢救设备、检查设备、手术设备无法正常运转。如果突然停电，医院的应急设备没有及时供电，可能给患者的生命带来危险。

一般情况下，医院都意识到停电会给医院和患者带来较大的不良影响，大多会采取两种常见的应急方案：一是配备双电路供电系统，二是医院自备发电机组。但是在非常规情况下，医院还应该与当地供电部门签订紧急情况下提供应急供电车的协议。

我在湖北的一家医院做内部培训，到达的当天晚上，电闪雷鸣、大雨滂沱，突然之间，全城停电。第二天早上吃完早餐，我准备到酒店大厅等待医院的车接我到医院。正在这时，医院行政办公室主任打电话告诉我，由于医院停电，会议室无法使用电脑和投影仪。上午就在宾馆休息，培训从下午开始。

我询问医院行政办公室主任："你们医院没有备用电源吗？"医院行政办公室主任回答我："老师，不好意思！我们医院有备用电源，没有想到昨天晚上的暴雨太大，导致双电路和自备发电机全军覆没。"

设备故障

医院的医疗设备、家用电器、公共设备等品种繁多，规格不一。 设备一旦出现故障，会给患者疾病的诊断和治疗带来较大的危害，给患者、家属和医务人员的生活带来很多的不便。 比较常见的设备故障主要有以下几种。

1.电梯设备故障。 主要有意外坠落、电梯门不能打开等，还有较少见的情况，如电梯门踏空。 不管是哪种情况，医院的设备维修部门都要有应急预案，电梯内的应急电话应保持 24 小时畅通。 接到电话后要在最短的时间内，采取有效的办法将受困人员营救出来，并且针对受困人员身体和心理的伤害程度给予积极的处理。

2.医疗设备故障。 医疗设备出现故障对患者和医院的危害可能更大，设备维修部门应定期对医疗设备进行维护和保养。 医院设备维修部门不能完成维护和保养的特殊设备应及时与设备生产厂商或设备销售商沟通，定期进行维护和保养。 对患者维持生命起重要作用的医疗设备，例如呼吸机、麻醉机、血液透析机、电击除颤仪等，应该配备常规备用设备，一旦正在使用的医疗设备发生故障时，应在最短的时间内替换掉故障设备。

3.信息系统故障。 医院的管理和技术操作已经进入信息化时代，信息系统出现故障会对医务人员的工作带来较大的影响，应引起医院管理者足够的重视。 如果医院信息系统故障涉及工作面较大或者故障时间较长，很有可能导致医疗工作陷入混乱或者出现医疗差错。

4.生活设施故障。 相对而言，医院的生活设施出现故障，对患者疾病的诊断、治疗以及医务人员的工作影响程度较小，但是会影响到患者、家属对医院的满意度。 因此，生活设施故障也要及时排除或者采取应急措施弥补。

危险物品

危险物品的管理是医院紧急事件管理的难点和重点，医院的危险物品较多，存放的环境和条件各不相同，多个职能部门（如总务科、感控科、护理部等）管理不同的环节和种类。

医疗废物管理是危险物品管理的重点。 医疗废物一般分为感染性废物、损伤性废物、病理性废物、化学性废物和药物性废物等五类。 在医院的临床工作中，医务人员要严格按照生活垃圾和医疗废物进行分类收集和放置。 同时还要教育和监督患者、家属和其他陪伴人员遵守生活垃圾和医疗废物的分类投放规定。

某医院手术室的一位清洁阿姨因家中有事，请假一天。医院清洁外包公司的负责人临时调配一位刚招聘、没有接受过专业培训的清洁阿姨来代班。

当天手术室有一位车祸患者进行下肢截肢手术，手术完成后，代班的清洁阿姨很快就将所有的垃圾清理干净。手术室内的医生和护士忽略了交待截肢下来的肢体该如何处理。

第二天，突然有警察找到医院手术室负责人询问截肢肢体的情况。这时候手术室的护士长才恍然大悟，知道昨天代班的清洁阿姨惹了大麻烦。

原来昨天代班的清洁阿姨将截肢下来的肢体与生活垃圾装在一个袋子里，被清洁工人运到了垃圾场，一位在垃圾场捡拾垃圾的人刨到截取下来的肢体后，以为发生了凶杀案，赶紧向警察报案。最后就出现了警察到手术室询问截取手术肢体的情况。

医用气体中氧气容易导致起火和爆炸，在保存、运输和使用的过程中都容易发生意外。护理人员作为主要的使用人员要起到良好的管理作用，要监督其他医务人员，确保正确使用，同时还要监督患者、家属不要出现危险行为。另外，医务人员在使用其他医用气体时，也要注意安全，操作要规范。

医院的化学物品和放射物质的保管、运输和使用也要严格遵守相关的制度和操作规范，一旦发生泄漏和污染，应该及时上报相关部门，并按照应急预案进行积极处理，防止造成不良的后果。

暴力事件

医院原本是治病救人的圣洁之地，但是在社会的转型时期，社会矛盾的冲突时常在医院里面出现，伤害医务人员，甚至导致医务人员死亡的事件时有发生。医院管理者对这方面应当高度重视，防患于未然，时刻做好最坏的打算。医院应该制订详尽的应对暴力事件的应急预案，每年进行定期的演练。

香港大学深圳医院急诊科危机处理小组设立于 2014 年，已积极介入处理急诊科以及院内数起暴力事件，小组成员都是自发参加的医务人员，24 小时待命，协助规范医暴处理流程，旨在与警方、媒体等通力协作，高效打击医疗暴力事件，贯彻"医暴零容忍"宣言。

防止暴力事件的发生，首先应该做到的就是人防。医院应该建立一支专业的安保队伍，对医院暴力事件的防范和处置要有非常专业的能力。同时，安保队伍要进行定期训练和防暴演练。

我国的医院基本上都配备了一定数量的安保人员，但是在很多医院见到的安保人员年龄普遍偏大，数量相对偏少。急诊科、门诊部等容易发生暴力事件的重点部门应当增强安保力量。

在暴力事件的防范中，物防措施也同样重要。医院与患者、家属直接接触，相对开放的区域，例如医生办公室、护士办公室等，应当在办公桌的下方安放与警察部门联网的报警装置。

为了保护医务人员的生命安全，我个人主张为医务人员配备适合的防御性自卫工具，放置在相对隐蔽的位置。当医务人员受到严重的威胁时，可以采取必要的自卫措施。

在防范暴力事件的过程中，技防措施也相当重要。医院在一些重点的区域例如急诊科、住院病区等，应当限制进出人员的身份和数量，将暴力事件发生的风险降到最低。医院还应当在公共区域，特别是相对比较隐蔽的区域，设置足够数量和较高清晰度的摄像系统，让不法分子的行踪从一开始就暴露在医院的安保人员眼中。

近年，我国医院发生了较多的伤医暴力事件，应当引起全社会的高度重视。暴力事件的发生，伤害的不只是医务人员的身体，还伤害了医务人员的心理。如果任由这样的伤医暴力事件无休止地发展下去，试想一下，不久的将来还会有谁来保护我们的身体健康和生命安全？

炸弹威胁

这是一个十几年前发生在医院的真实的炸弹爆炸案例，可能也是很多医院管理者印象中的唯一一个案例。

2001年11月14日上午10时许，重庆市某医院门诊部5楼眼科服务台发生爆炸，造成5人当场死亡，35人受伤住院（其中6人伤势严重），爆炸点地板被炸出一个直径为2.3米左右的洞，5楼和4楼门窗及墙体受到严重损坏。

经过侦查查明，包某，男，55岁。该人于9年前在家收割稻谷时右手食指被机器切断，1999年12月27日至2000年元月19日因右眼视网膜脱离，在重庆市某医院住院治疗。 由于包某对治疗效果不满意，与主治医生李某发生矛盾，并多次扬言要采取报复行动。 同时，专案组在其家中搜查出部分细铜丝、起爆器说明书和一封遗书，遗书内容中明显表现出其对重庆市某医院眼科医生李某的不满，并称李某害得他终身不愈，无法容忍，要到另一个世界去与李某打官司。

专案组经过对无名尸体的 DNA 鉴定、指纹比对，对现场留下的衣块、鞋底、爆炸物品等物证进行技术鉴定和家属辨认等工作，已确认重庆市某医院"11·14"爆炸案中的无名尸体系包某，也系本案的犯罪嫌疑人。

对于医院发生炸弹爆炸这种偶然事件，医院管理者也应当加以重视。 因为医院是人群聚集的公共场所，一旦发生炸弹爆炸的恶性事件，所造成的人员伤亡、经济损失和社会的负面影响是不可估量的。

目前，全世界的恐怖分子制造的恐怖事件时有发生，在我国每年都会发生数起乘坐飞机的乘客声称在飞机上携带"炸弹"的虚惊事情，但是每次发生这样的事情，飞机的安保人员都是以宁愿信其有，不愿信其无的严谨态度来认真对待。

患者失踪

医院偶尔会发生患者失踪的事件，失踪的患者多为精神疾病患者、患失忆症（例如阿尔茨海默病）的老年人、没有行为能力的幼儿等。 虽然患者失踪事件的发生概率较低，但一旦发生，将会给患者的家属带来较大的心理伤害，对社会的负面影响也较大。

对于容易失踪的患者群体，医院应该建立完善的防范系统：一是门禁系统限制特殊患者的随意离开；二是让特殊患者随身佩戴定位报警装置，特殊患者一旦离开安全区域，相关人员马上收到报警信号；三是为特殊患者佩戴明显的标识牌，记录有关的联系人和联系方式，一旦被其他人发现，便于寻找；四是做好患者及家属的健康教育工作，减小失踪的可能性。

78 岁的何先生去北京×××大学××医院就诊，老伴儿拿药回来发现患帕金森病的何先生不知去向，报警寻找也没结果。 十个多月后何先生已风干的尸体在医院地下三层被发现。 何先生家人认为医院管理不善，索赔 22 万余元。

何先生的老伴儿华女士诉称，2011 年 1 月 27 日，她陪着何先生去东方医院就医，医生诊断后开了处方单，华女士去排队拿药，何先生坐在二楼大厅的椅子上等。华女士拿药回来时发现何先生已不知去向。华女士赶紧联系医院寻找，随后还到派出所报案，但均没有找到。

2011 年 12 月 18 日，医院锅炉工在地下三层发现一具已风干的尸体，随即报警。警方鉴定，此人正是何先生，尸体未见明显外伤，但因何身亡已无法作出结论。

盗窃诈骗

医院是相对开放的公共场所，人员聚集数量较大，流动比较频繁，客观上就给犯罪分子留下了可乘之机。医院的门诊大厅和住院病房是盗窃和诈骗常见的案发地，患者、家属和其他来访者，一旦在医院内发生被盗窃和诈骗事件，会产生恐惧和害怕心理，甚至对医院产生不信任感。

在医院发生的盗窃事件中，被盗的物品多是钱包和手机等。部分犯罪分子为了麻痹患者、家属和其他来访者，在实施犯罪时，还会冒充医务人员的身份，进而造成严重的不良影响。

在医院发生的所有盗窃事件中，医院最害怕的是发生新生儿被盗窃的事件。因为一旦在医院发生新生儿被盗窃的事件，对失去孩子的父母，乃至整个家庭都会造成巨大的伤害。

2012 年 10 月 19 日，蒋女士在怀远县××医院剖宫产产下一名男婴。10 月 21 日凌晨 2：30 许，正在熟睡的蒋女士被同病房的产妇家属叫醒后发现原本该和婆婆一起睡觉的孩子不见了。一家人都着了慌。"婆婆到处去找，护士也说没有看到。"蒋女士称，最后，从一个人口中听说，孩子好像被一个女的给抱走了。

警方发现，一名 30 岁左右的妇女将孩子抱走乘坐一辆出租车去往蚌埠方向。出租车司机接到警方电话后，在火车站候车室成功劝服女子自首。嫌疑人杨某是怀远人，她在扬州打工期间认识了一名男子，并居住在一起，一直对男友谎称自己怀孕了，她交代偷婴只为拴住男友的心。

媒体时有报道，城市的大型医院经常有一些居心不良的违法犯罪分子，利用部分患者病急乱投医或者希望少花医药费的心理，实施花样百出的诈骗活动。这样的诈骗行为可能让受骗的患者失去最佳的治疗时机，甚至是受到身体的伤害和生命的威胁。

医疗应急

医院里经常发生与医疗相关的紧急事件，例如患者发生跌倒坠床、患者突发心跳呼吸停止、大量的中毒患者和群体创伤患者等。医院应根据不同的医疗紧急事件制订相应的应急预案，并定期进行培训和演练。

随着医院老年患者的不断增多，患者在医院发生跌倒坠床的事件会经常发生。老年患者一旦发生跌倒坠床，最容易导致的损伤是髋部骨折和颅脑损伤，跌倒发生后患者的住院治疗时间就会延长，医疗费用就会增加，患者和家属还可能会向医院索要赔偿。

患者在医院的住院病区或者其他地方发生心跳呼吸骤停的情况也时常发生。一般情况下，在医院的病床上患者如果发生心跳呼吸骤停，医务人员都会在最短的时间内采取积极有效的抢救措施。患者如果在住院病区以外的其他场所发生心跳呼吸骤停，可能就不会非常幸运地得到及时和有效的抢救。

大量的中毒患者和群体创伤病员的到来，对医院的整体应急能力也是极大的考验，特别是在中午、晚上下班时间和节假日。

附 件

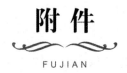

FUJIAN

医院服务体检表

为了让大家了解医院优质服务体系所包含的内容和医院服务的现状，请您根据自己目前工作医院的现状，认真、准确地回答以下医院服务中目前存在的问题，感谢您的配合！

1.医院有专门的职能部门负责医院的服务策略制订、服务标准培训、服务效果评价等。

完全不符合　0　1　2　3　4　5　6　7　8　9　10　完全符合

2.医院每年不少于一次委托第三方专业机构进行患者满意度调查和员工满意度调查，并且根据调查报告进行相应的改进。

完全不符合　0　1　2　3　4　5　6　7　8　9　10　完全符合

3.医院员工每年有不少于6小时的医患沟通或优质服务的专题培训或模拟训练。

完全不符合　0　1　2　3　4　5　6　7　8　9　10　完全符合

4.医院有专门设计的医院标志、标准颜色、标准字体，并且在医院协调、统一地运用。同时还有明显的标识导向系统，方便患者寻找相关部门和科室。

完全不符合　0　1　2　3　4　5　6　7　8　9　10　完全符合

5.医院环境干净、整洁，清洁卫生打扫及时。医院的装饰、布局协调统一，能带给患者舒适感。

完全不符合　0　1　2　3　4　5　6　7　8　9　10　完全符合

6.医院的餐饮、洗衣、洗澡、睡觉、超市、厕所等生活设施能够完全满足患者及家属的生活需求。

完全不符合　0　1　2　3　4　5　6　7　8　9　10　完全符合

7.医院员工的职业形象良好，着装干净、整洁。医生、护士、导医、收费、挂号、行政、后勤等工作装有一定的职业区分。

完全不符合　0　1　2　3　4　5　6　7　8　9　10　完全符合

8.医院的临床、医技、康复、药房、窗口、行政、后勤等部门均有服务标准或规范，并且能够得到严格执行。

完全不符合　0　1　2　3　4　5　6　7　8　9　10　完全符合

9.医院在员工发生服务差错或失误后，有相关的服务补救措施，会对员工进行专门的培训，并且能够很好地运用。

完全不符合　0　1　2　3　4　5　6　7　8　9　10　完全符合

10.医院对患者表扬、患者投诉等关键事件，定期进行总结和分析，从中吸取经验和教训，并进行服务改进。

完全不符合　0　1　2　3　4　5　6　7　8　9　10　完全符合

总　　分：　　　　　　　　　　　　　　日　　期：

医　　院：　　　　　　　　　　　　　　科　　室：

评分人：

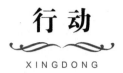

行动

大家阅读了第一章医院服务的现状后，可以立即在医院和科室开展一项"医院服务改善随手拍"竞赛活动。

一、活动内容

1. 拍下医院服务在医院环境、员工行为、服务流程、患者安全等方面的闪光点。
2. 制订医院服务闪光点的全院推广行动计划。
3. 设立医院服务在医院环境、员工行为、服务流程、患者安全等方面的曝光台。
4. 制订医院服务曝光台的改进跟踪计划。

二、注意事项

1. 拍照时避免打扰员工工作。
2. 拍照时注意保护患者及家属隐私。
3. 所拍照片一律不许上传微信等网络平台。

医院服务的现状记录表

一、医院服务闪光点

1. 医院环境：
2. 员工行为：
3. 服务流程：
4. 患者安全：

二、医院服务曝光台

1. 医院环境：
2. 员工行为：
3. 服务流程：
4. 患者安全：

第 2 章
医院优质服务概述

医院要真正实现优质服务，首先需要理解服务的基本特性。只有理解了服务的基本特性，才能够制订出符合患者需求的服务标准。只有制订出符合患者需求的服务标准，医院才能够提供真正的优质服务。

记得在改革开放的初期，社会上曾掀起一场激烈的争论：到医院诊断治疗疾病的人，到底应该是患者，还是消费者？医院的管理者和员工也不愿意承认医疗行业是服务行业，最后实在说不过去了，在服务行业前面加上了"特殊"两个字，勉强承认医疗行业是"特殊"的服务行业。

❦ 服务的基本特性

服务是指为他人做事，并使他人从中受益的一种有偿或无偿的活动，是不以实物形式而以提供劳动的形式满足他人的某种特殊需要。

广义的服务是包括所有产出为非有形产品（即无形产品）的全部经济活动，通常在生产时被消费，并以便捷、愉悦、省时、舒适或健康的形式提供附加价值，这正是其购买者必要的关注所在。

上述的定义说明"无形性"是确定一个提供品是否为服务的关键所在。尽管这是正确的，但可以肯定，很少有产品是纯粹的无形或者完全的有形。相比较而言，服务比制造品更无形，而制造品比服务更有形。例如，快餐业尽管被划分为服务业，但它仍有许多有形的部分，像食品、包装等。汽车制造业尽管被划分为制造业，但也提供许多无形产品，如交通运输。

与有形产品相比，服务具有五个基本的特征，即无形性、异质性、同步性、易逝性和参与性。 根据医院服务的特点，将服务的特征分别延展为五个方面：一是无形性，医疗服务是无形的产品；二是异质性，每位患者不同的感受；三是同步性，提供服务和患者诊疗同时发生；四是易逝性，医疗服务随着时间的消失而逝去；五是参与性，患者参与医疗服务的过程。

无形性：医疗服务是无形的产品

无形性是服务最为明显的特征，是服务与有形产品的主要区别。 患者到医院诊断治疗疾病以前，一般是不能看到、听到、嗅到、尝到或感觉到服务的。 而患者在接受医院的诊断和治疗以后，并未获得物质上的所有权，仅仅是经历了一次就诊的体验，对服务优劣的判断主要来自患者主观的感知。

医疗服务是由医院针对患者进行的疾病诊断和治疗的行为，尽管患者及家属能够看到或接触到服务的某些有形部分，例如医疗设备、病房设施等。 实际上，患者不可能完全理解医院已经提供的许多服务，例如检查、手术等，尽管医疗服务的有形证据，例如伤口、包扎、疼痛等可能非常明显。

医院给患者提供医疗服务的时候，将无形的医疗服务转换为有形的证据展示非常重要。 医院环境、员工行为、医疗设备、广告宣传等都是医疗服务的有形展示，是患者、家属来到医院后就能够看得见、摸得着的东西。 通过对有形证据的观察，患者、家属就可能对医院提供的医疗服务产生初步的印象和感觉。

我们大多数人在生活中都有购房的经历，一般情况下，较多的消费者都愿意购买现房，而不是期房。 因为消费者一般都有眼见为实的消费心理，只有自己亲自看见的东西，掏钱购买的时候心里才比较踏实，何况是一套需要几十万元，甚至上百万元的房子。

房地产商牢牢地抓住了消费者希望见到有形证据的消费心理，在建房初期的宣传时就会印制非常漂亮的宣传资料和电脑制作的唯美画面，让消费者产生购买的欲望。

销售大厅的装饰都是高端、大气、上档次的，这时候房地产商会展示楼盘的内部环境和外部区域，最吸引消费者眼球的是沙盘模型。 销售大厅的另一个区域是他们精心设计的房屋结构模型，入户庭院、客厅、饭厅、厨房、卫生间、阳台等也都非常直观地呈现出来。

当大楼的主体快完工的时候，房地产商又一个吸引人的有形证据出来了，就是样板房。房地产商会聘请高水平的设计师，将原本狭小的空间变得宽敞和明亮。很多消费者都是在看完样板房后，最终下定决心，签订合同，交上首付。

医院的大部分管理者都是技术出身，比较迷信高超的技术和先进的设备，迷恋于抢救的成功率和疾病的治愈率。其实，这些专业性非常强的学术问题，作为普通人群的患者和家属是无法看到和理解的。

回到我们上面提到的服务的有形证据，患者和家属能够看得见、看得懂的就是医院环境、员工行为、医疗设备等。医院在提高医疗技术保证患者疾病治疗效果的同时，还应当思考如何有效地展示服务的有形证据来增强患者的服务体验。

异质性：每位患者不同的感受

由于医疗服务基本上是由人表现出来的一系列行为，因而就没有两个人的服务是完全一致的。医院员工所提供的医疗服务通常是患者和家属眼中的服务，而且人们的行为可能每天，甚至每小时都会有差别。所以，每位患者在感受医院提供的相同服务的时候都可能产生不同的感受。

另外，由于没有两个患者是完全一样的，哪怕是同卵双生的双胞胎都不会完全一样，都会产生服务的异质性。每位患者、家属都会有独特的需求，或者以一个独特的方式体验医疗服务。因此，医疗服务的异质性主要是由医院员工和患者、家属之间的相互作用以及伴随这一过程的所有变化因素所导致的。

医院的服务水平为什么普遍不高？主要的原因有：一是医院缺乏服务标准，二是医院缺少服务培训。而目前医院的医疗技术水平基本趋于同质化的原因是既有详细的操作标准，还有反复培训的考核机制。

服务标准的制订和适当的员工培训，是保证医院服务一致性的关键。在医院服务中，没有一流的员工，就没有一流的服务。一家具备优质服务的医院应当从患者进入医院开始，就有相关人员负责患者的诊断、治疗以及其他服务的每一个步骤，就像生产线上的智能电脑一样，知道自己什么时候应该进行什么样的规范操作，这中间是不容许出现任何差错的，这种规范就是医院服务标准化的重要方面之一。

所谓标准化服务，从字面上可以解释为用井然有序的服务满足患者一些必要的需要。对于医疗行业来说，就是严格按照接待患者的流程进行操作，让患者能够体验到完整的医院服务，这种标准让患者体验到的不仅仅是服务水平，更多的是让医院服务这种无形的东西落实到每一个能够让患者满意的动作上来。

从执行层面来说，标准化服务给医院员工提供了执行参考，因为服务是无形的，优劣感的主观性太强，标准化的执行细则起到了规范服务和落实责任的作用。医院的各个部门都有相关的执行标准，管理者制订标准，执行者按照标准严格执行，能够减轻医院的日常管理压力。

同步性：提供服务和患者诊疗同时发生

医院服务的医疗服务和就医过程是同时发生的，即医院提供服务的过程，也正是患者就医的过程，医院的医疗服务和患者的就医过程在时间上不能分离。由于医疗服务和患者就医的同步性，患者往往参与并影响服务活动，医疗服务也不能与医院员工相分离，服务的提供者（医院员工）和服务的需求者（患者和家属）相互作用是医院服务的一个显著特征。

医疗服务的提供和患者就医的过程是同时发生的，因而医疗服务不能够储存，所以患者接受医疗服务时可能需要等候或排队。

发达国家的一些医院，为了将医生的作用发挥到最大化，减少患者的排队和等候时间，会给医生配备医生助理和专科护士，协助医生对患者的疾病进行诊断和治疗。

医生上门诊时，可能有两三个诊断室同时接待患者就诊。专科护士在医生的授权下，首先对患者进行简要的病史询问和协助患者填写一般状况的问题，对患者的病情进行初步的了解。然后等待医生从另外的诊断室过来，最后医生根据专科护士的初步意见进行重点的病史询问和体格检查，考虑是否进一步做辅助检查和治疗。开具辅助检查申请单和医疗文书的书写工作，则交给医生助理来完成。

医生在疾病的诊断和治疗过程中发挥着重要的作用，并且医生的人力成本是最高的，给医生配备医生助理和专科护士后，能够将医生有限的时间得到充分的利用，同时也减少了患者排队和等候的时间。

由于医疗服务的提供和患者的就医过程是同时发生的，因此，医疗服务的质量和患者的满意度，将在很大程度上依赖于"真实瞬间"发生的情况，包括医院员工的行为、医院员工与患者之间的相互作用。

医院员工与患者、家属接触的"真实瞬间"，主要包括的行为举止有：适度的眼神交流，恰当的面部微笑，适中的语音语调，合适的身体接触等。

易逝性：医疗服务随着时间的消失而逝去

医疗服务既不能在患者就诊之前，也不能在患者就诊之后储存备用，具有边就诊边服务的特征。医疗服务的易逝性带来了医疗服务供求的不平衡性。

一种情况是，如果某个时期医院就诊的患者量较低，医疗机构的服务能力无法得到充分的利用，就会"过期作废"，造成浪费。另外一种情况是，如果某个时期医院就诊的患者量明显超过医院的服务能力，患者的需求得不到满足，也会影响服务的效率和患者对服务质量的感知。

对医疗机构来讲，针对患者就诊数量的不均衡，预约诊疗和弹性排班就显得比较重要。预约诊疗能够从源头分流患者数量，从而提升医院的服务水平和服务能力。弹性排班是预见某一个时间段患者数量较多的时候，医院可以增加适量的员工来保障医疗服务，而某一时间段患者数量较少的时候，医院就可以安排员工离开工作岗位休息。

2016年，北京市医院管理局（现北京市医院管理中心）在22家市属医院实施非急诊全面预约。据了解，自2011年挂牌成立以来，北京市医院管理局就力推预约就诊工作，到2015年，市属医院总体预约就诊率已达到67.5%，明显高于全市三级医院46.9%的平均水平。

2015年6月18日起，北京市医院管理局还在北京儿童医院试点非急诊全面预约。除影响生命体征的急诊病症外，其余患者均通过手机App、微信、电话、网络或现场自助机等预约方式进行预约就诊。

试点以来，北京儿童医院门诊总量下降，疑难杂症患者增加，常见病、多发病患者减少，门诊大厅高峰人流量明显减少，医院环境明显好转，就医体验和医疗秩序明显改善，同时也极大缓解了周边的交通压力。

在北京儿童医院成功实践的基础上，2015年底，北京市医院管理局召开会议，部署在全系统22家市属医院全部实行非急诊全面预约工作。据了解，到2016年底前，市属医院全部取消现场放号，总体预约挂号率预计将达到75%。

医院为患者提供医疗服务后，服务就立即消失了，通常是无法退换或重新出售服务产品。因此，需要医院有快速的服务补救能力，在出现问题后或患者不满意的情况下，医院能够及时、有效地采取弥补措施。

参与性：患者参与医疗服务的过程

以前患者疾病的诊断和治疗，基本上是建立在"医生最懂"的医疗决策的模式上，而现在的患者，越来越希望可以参与到疾病的诊断和治疗的过程中。 患者也越来越希望医务人员能够关注他们对疾病的想法、担忧和期望。 患者产生这种变化的原因主要是他们可以通过互联网获取相关的医学知识，而不再是仅仅依赖于医务人员。

在某些情况下，患者久病成医，对自己的疾病情况十分了解，甚至超过医院的医务人员，所以患者需要参与医疗服务的过程。

原发性高血压病的治疗除了按照医生的医嘱服用药物之外，更重要的是患者不良行为习惯的改变。 患者行为习惯的改变最重要的是患者自己的意识和能力，医生能够起到的作用微乎其微，例如注意低盐饮食、戒烟限酒、适量运动、心理平衡等。

✤ 医院服务的特征

美国著名的医学家刘易斯·托马斯曾经说过："如果医生、护士没有生过一场'重病'，那将是一件非常遗憾的事情，因为他们无法去体验患者生病时带给患者和家属的痛苦。"

只有当医院的医务人员自己或者他们至亲的亲人生过一场"重病"，在医院住院治疗一段时间，医务人员才能够深刻地体会到患者和家属是多么的不容易，可能才会真正地建立理解患者和家属的同理心。

国外有一家护士学校，为了培养护理专业学生的同理心和换位思考的能力，在学生进入学校的前两周，安排的课程是患者角色的体验。

第一周一半的学生扮演"患者"躺着病床上，另外一半的学生就扮演"护士"去照顾躺在病床上的"患者"。"患者"每天 24 小时的时间都需要躺在病床上，所有与生活相关的吃、喝、拉、撒等事情，都是在"护士"的照顾下完成。

可能最让"患者"难受的是每天在病床上如何完成小便和大便的动作。"护士"能够体会到的是一天 24 小时照顾一个"生活不能自理"的"患者"的艰辛。

一周以后，"患者"与"护士"的角色互换。 当"患者"走下病床的时候，会感觉到自己是多么的幸运，切身地感受到每天躺在病床上 24 小时完成所有的生活琐事是多么的不容易。 在自己照顾另外一位躺在病床上的"患者"时，能够真正地站在对方的角度去换位思考，非常用心地去做好每一件事情。 当"护士"躺在病床上成为"患者"的时候，才知道作为"患者"是多么的不容易，认真地回想着自己作为"护士"角色的时候，还有哪些地方做得不够。

当所有的学生都将"患者"和"护士"的角色体验以后，才真正地知道身为患者的难受和作为护士的艰辛。他们从进入护士学校的第一天开始，就知道如何去树立护理的职业精神和对待患者的同理心。

医院要想为患者提供优质的服务，员工就需要了解医院服务的特征。要使员工了解医院服务的特征，单纯地对员工进行理论培训是不够的，其实比理论培训效果更好的是让他们去体验"患者"的角色。只有当员工真正地体会一下求治的过程后，才有可能进行换位思考，最终能为患者提供优质的服务。

一家医院的五官科主任听了我讲授的"医院优质服务"课程以后，回到医院就让科室的医生和护士用一天的时间来体验当"患者"的感受。

科室安排了一个月的时间作为患者体验日，医生和护士可以根据自己的时间安排来体验。患者体验日这一天，医生和护士需要24小时待在病房，并且这一天的时间算是上班，只是角色从原来的医生或者护士转变成了"患者"。

这位五官科主任根据科室患者最常见疾病的治疗方法来让医生和护士体验。

第一项患者体验的项目是眼科做检查前最常见的准备，用阿托品滴眼液扩瞳。但凡患近视的人都知道，用阿托品滴眼液将瞳孔散大以后，慢慢视力就会变得模糊。视力模糊以后，就会出现头晕、眼花的症状，这个时候可能最好的方法就是静静地躺在病床上休息，没有办法去做任何事情。

第二项患者体验的项目是鼻出血，在没有等离子仪器出现以前，最常见的止血方法是用凡士林纱布填塞双侧鼻腔。双侧鼻腔都被凡士林纱布填塞以后，头晕、眼花的症状不断加重，说话的声音也开始发生改变，最让人难受的是晚上根本无法入睡。因为我们平时睡觉多是用鼻腔呼吸，当双侧鼻腔被填塞以后我们就只能张口呼吸。当24小时下来以后，你会发现口唇干燥、口苦、口臭。

平时的工作中，医生和护士都会告诉患者，用阿托品扩瞳、用凡士林纱布填塞双侧鼻腔是非常轻松的检查和治疗方法。只有自己去亲身感受这两种看似非常简单的检查和治疗方法后，才知道作为患者是多么的不容易。

其实，在医院里面比用阿托品扩瞳、用凡士林纱布填塞双侧鼻腔两种检查和治疗方法更难受的治疗操作数不胜数。作为医院的员工，我们在服务患者的时候，应该更多地站在他们的角度去体会和感受。

《向世界最好的医院学管理》一书中提到，美国梅奥诊所为叫作"病人"的特殊顾客群体提供服务，并赢得了他们的高度赞誉。重要的是，美国梅奥诊所深刻地理解和诠释了医疗行业与其他服务行业的不同之处。

1.患者非伤即病，他们需要承受痛苦、彷徨和恐惧，他们承受着较大的压力。

2.患者一旦住院就失去了大部分自由，他们不但要治疗疾病，还要在医院生活。

3.患者在医院接受的是需要的服务，而非想要的服务。

4.患者在医院诊断和治疗疾病，不但要承担疾病带来的风险，还要承担疾病以外的风险。

5.患者到了医院以后比较关注自己的隐私，可是患者在医务人员面前却没有隐私。

6.患者需要医院提供全面的、人性化的、个性化的医疗服务。

患者承受的压力

患者来到医院就诊或者住院的时候，需要承受较多的身体和心理压力。

一是身心的异常感。每个人一生可能都有过无数次的感冒、发烧，当我们感冒、发烧的时候，身体可能会出现头晕、头痛、鼻塞、流涕、全身酸软、浑身发热等症状。这时候我们会比较难受，不想吃东西，不想听别人在身边唠叨，对身边的亲人乱发一通脾气等。

二是地位的缺失感，到医院就诊或者住院的患者中，有几种情况最容易让患者，甚至是家属产生地位的缺失感。例如被诊断为恶性肿瘤、受伤以后会出现肢体的残缺、患上精神疾病等。

在 52 岁生日前不久，李某遭遇了人生重大的生死考验——被确诊为第四期淋巴癌。李某的身体在遭受多年的摧残后，发出最严正的抗议，要李某正视它的存在。

"在毫无防备下，我战栗地感受到死神和自己离得那么近；和癌细胞交手的诊治过程备受痛苦，让我仿佛从云端瞬间坠落，刹那间，不知身在何处，渺小且无助。"

他曾光环笼罩，站在人生巅峰；而在癌症面前，人人平等。李某说，自己仿佛被禁闭在一间玻璃屋里，虽然可以看到、听到外面的世界，但那个活色生香的世界已经完全不属于自己。

在经历生死的时候，李某说，感受最多的不是事业，不是多少工作没做完，而是发现这些年一直在外拼搏，陪伴自己的家人太少，最大的遗憾是，在母亲失忆之前尽孝太少。

最终，癌症的来袭让李某放下热爱的工作，回到台湾接受治疗，被迫补修"死亡学分"。

三是环境的陌生感。很多患者都是在生病以后第一次踏进医院的大门，医院里面的一切人、事和物对于他们来讲都是陌生的。医院里面的医生、护士、药剂师，还有大门口的保安和导医，甚至是保洁的阿姨和食堂的师傅，他们一个都不认识。医院共有好几个进出口，医院里面有门诊楼、医技楼、外科楼、内科楼、行政楼，这一切对于患者和家属来讲都是陌生的。

在医院住院首先要去入院处办理住院手续，办理住院手续的时候，需要提供患者的身份证件和医保卡。办理好住院手续后，找到住院病区的护士站，由护士来安排住院的床位并介绍住院的相关情况。在住院期间，患者和家属可能会收到来自医生、护士、麻醉师、手术室护士、检验科、放射科、特检科等不同部门的医务人员的海量信息，让患者和家属感到无比的迷茫和无奈。

我是南方人，一次带孩子去北方一家全国知名的医院看病的经历，让曾经当过医生的我都感受到，患者和家属在面对医院这个陌生的环境时产生的困惑和焦虑。

当年还没有推行预约挂号，都需要到医院的门诊大厅排队挂号。我早上很早就到医院排队准备挂专家号，让我非常郁闷的是，刚好轮到我的时候，这个科室的专家号挂完了。正当我万般无奈的时候，好心的挂号员问我："今天虽然没有专家号了，但是刚才有位患者退了一个特诊专家号，你挂吗？"

后来我才知道，这家医院的特诊专家就是比一般专家还要高明的专家。从挂号费的多少就能够区分出来，一般专家的挂号费是30元，而特诊专家的挂号费是300元。

当我挂上特诊专家的号以后，认为300元的挂号费，不但专家的技术水平高，可能特诊门诊的服务也非常不错。我就带着孩子非常高兴地往门诊的北楼走去，我作为南方人在北方是很难分清楚东南西北的，好不容易在一个角落里找到了门诊的北楼。

刚到门诊的北楼，好心的分诊护士告诉我："不好意思！今天专家没在北楼，在门诊的南楼出诊。"我又带上孩子赶紧去打听门诊的南楼在哪里，费了一番工夫以后找到了门诊的南楼，分诊的护士态度同样非常好地告诉我："今天专家没有在南楼，你去专科楼的七楼找他。"

我又花了很长的时间才来到专科楼的七楼，护士不耐烦地告诉我："今天专家没有在七楼，你去二楼找他。"我又赶紧下到二楼，一位热心的护士告诉我："你不要去瞎找，赶紧去六楼让专家的秘书联系他吧！"

我们用 300 元钱在全国知名的医院挂了特诊专家的号，从门诊的北楼跑到门诊的南楼，从门诊的南楼跑到专科楼的七楼，从七楼到二楼，从二楼再到六楼，整整花费了一个多小时的时间。陌生的医院环境和复杂的看病流程给我们带来了诸多的不便。

患者要在医院生活

有的患者在医院诊断和治疗疾病的同时，还要和家属在医院里生活。平时在家里生活是一件非常正常和普通的事情，但换到了医院的环境就会发现有诸多的困难和不便。

在医院里生活的第一件事就是吃饭，绝大多数的医院都有供患者和家属就餐的食堂或者由食堂将饭菜送到每一个住院病区。我国医院的食堂一般有两种管理方式：一种是医院自主经营，一种是企业外包经营。医院食堂不管是哪种管理方式，大多能够满足的是大众化的口味，但是患者是一个非常特殊的群体，有老人、小孩、孕产妇、手术患者、糖尿病人等。医院食堂更多的时候是限时供应，而有一部分患者需要的是少食多餐。

我国的医院很少实行住院患者的全无陪护理，所以患者住院治疗期间，生活不能自理者，需要家属或者医护人员的 24 小时陪护。患者的家属或者医护人员在住院的病区，晚上在哪里睡觉是一件非常困难的事情。有的家属可能和患者共同睡在一张病床上，还有的家属可能睡在医院提供的陪护床上，另外还有少数的家属和医护人员只能直接躺在病房、病区走道或病区楼梯间的地上。

夜幕降临，万家灯火，每天当您走入家门惬意地休息时，有些人却只能露天住宿，他们背靠水泥地，眼望漆黑夜晚，他们不是来郑州打工的人员，也不是无家可归的流浪汉，而是病人的陪护家属。

晚上 11 点，郑州大学第一附属医院，病房楼里的灯已经熄灭，少了很多白天的喧闹，楼前的广场上，很多人也已进入梦乡。

露宿广场的都是来自各地的患者家属，有的睡在花坛上，有的睡在楼梯旁，除了过汽车的通道，几乎医院里每一块空地上都能看到他们的身影，这些露宿者的亲人很多是得了重病，需要他们轮班来照看，为了省钱，他们不舍得住旅馆，而且附近根本就找不到地方住。

患者需要的服务

顾客到餐饮店吃饭或者到商场买衣服，都是顾客自己想要的服务，顾客可以根据个人的喜好和经济水平选择自己想去的地方。而患者到医院接受的医疗服务是需要的服务，而非想要的服务。患者生病以后，可以决定选择的就是去哪家医院看病，但是不可能完全根据自己的意愿来选择怎样的治疗方法，更不能选择花多少钱来治疗自己的疾病。

患者到医院就诊或住院治疗时，医生会根据患者的病情需要，选择吃药、肌注、输液等方法，还可能选择胃镜、麻醉、手术等检查或治疗的方法。可能让患者自己来选择想要的服务，估计绝大多数只会选择吃药这种风险小、痛苦少的治疗方法，而不会去选择其他风险较大、痛苦较多的治疗方法。

患者承担的风险

患者在医院诊断和治疗疾病，不但要承担疾病带来的风险，还要承担疾病以外的风险。

患者就诊时需要进行必要的辅助检查，辅助检查能够进一步明确诊断或者排除诊断的时候，对患者的身体或者心理也会带来损害。例如 X 线和 CT 检查会带来辐射的损害；检验科进行血液检查的时候，抽血会造成皮肤的损伤；做胃镜、肠镜检查时，也可能会对身体造成其他的损伤。

在患者就诊的过程中，如果发生误诊，可能会延误患者疾病的治疗时间和影响治疗效果。现在的医疗设备越来越先进，患者在检查时，还会造成过度的诊断。老年患者做 CT 或 MRI 的时候，医学影像科的医生可能会出具一个与患者本次就诊毫不相关的疾病诊断，如腔隙性脑梗死、脑萎缩、椎间盘突出、骨性关节炎等。

俗话说："是药三分毒。"药物在治疗疾病的同时，也会给患者的身体带来副作用，例如胃肠反应、肝肾功能损害、过敏性休克等。据 2010 年调查数据显示，我国一年医疗输液 104 亿瓶，相当于人均输液 8 瓶，远远高于国际上人均输液 2.5 至 3.3 瓶的水平。另外，我国一年人均使用抗生素 138 克，而美国人均只有 13 克。

医学专家认为，经常输液、过度输液会带来不良后果。 在我国，60％的药品不良反应发生在输液过程中。 因为药品直接进入血液，缺少消化道及防御系统的屏障。过度输液还会随着抗生素的大量使用，导致人体菌群失调，抗病能力下降，免疫力降低以及细菌抗药性增加。

手术治疗也会带来很大的风险。 例如产妇在医院待产的过程中，如果不能够经阴道正常分娩，需要进行剖宫产手术时，产科的医生需要向产妇和家属讲解剖宫产手术的必要性，以及术前、术中、术后可能出现的并发症，并且签订手术知情同意书。

产科医生会告知产妇和家属手术可能出现的并发症，首先可能会发生的最严重的并发症是羊水栓塞，羊水栓塞最坏的结果会导致产妇死亡；其次可能出现的严重并发症是产后大出血，最坏的结果是失血性休克，同样会导致产妇死亡；再次可能出现产褥感染，最坏的结果是感染性休克，同样会导致产妇的死亡。

其实医生术前手术知情同意的告知是告诉产妇和家属，如果一旦上了手术台就可能面临着很多种不同的死法。 剖宫产最常见的并发症是伤口感染和产后出血，而羊水栓塞、失血性休克、感染性休克是比较少见的并发症。

患者关注的隐私

患者来医院诊断和治疗疾病，希望自己身体和信息的隐私能够得到很好的保护，但是当他们来到医院以后才发现，要想在医院不暴露自己身体和信息的隐私是一件非常困难的事情。

医院里面很多的身体检查和操作，都需要患者将自己的身体暴露。 医务人员要考虑患者身体暴露的必要性，如果确需暴露，应该在最短的时间内完成，给予最大的遮掩。 必要的时候，可以对患者进行镇静或催眠以后，才暴露患者的身体，患者的身体暴露时，与患者疾病的诊断、治疗无关的人员都应该回避。 患者在下床活动前要系好衣裤，避免不必要的身体暴露。

医院的麻醉科、手术室、重症监护室、康复治疗等部门是患者身体暴露的重灾区。 医院里面的老年患者、儿童患者和昏迷患者等都是身体被暴露的重点人群。

上海一名女性患者林某，在某医院做妇科手术，在未经本人许可的情况下被该医院的实习医生围观，隐秘病患部位还被拍摄了照片。 林某一气之下向医院索赔10万，引起了媒体的关注。

据了解，林某因妇科疾病到闸北区某医院就诊，哪知在手术过程中，医院在未经本人同意的情况下组织了实习医生观摩，并且主治医生和部分实习生在患者麻醉昏睡时，用手机拍摄了患者的隐秘病患部位的照片。

作为一名女性患者，林某得知这一情况之后感觉受到了羞辱，并称引起心脏病复发入住另一家医院治疗。因此，林某多次到医院要求道歉，认为医院侵犯了自己的隐私权，索要10万元赔偿。

为了保护患者的身体隐私，医务人员在进入患者居住的病房或者有患者的其他房间时，都应该敲门示意后再进入。医务人员为患者进行暴露性的检查和治疗，甚至是患者出现痛苦表情时，都应该将病床周围的围帘拉上，最大限度地保护患者的身体隐私。

患者来到医院的门诊就诊，要让他们在很短的时间内向一位陌生的医生暴露自己与疾病相关的隐私，本身就是一件非常尴尬的事情，何况很多医院的门诊诊断室内，还有一些与患者疾病诊断毫不相关的其他患者和家属。

医院的门诊诊断室应该做到一个诊室里面就只有一位医生和医生助理，一位患者和一位家属。这样既保护患者信息的隐私，避免其他人的打扰，同时又有利于家属参与患者疾病的诊断和治疗。

患者进入门诊诊断室后，医生或者医生助理应当主动将门关上，在门上可以挂上提示的标牌："为了保护您的隐私，请在前一位患者出来以后再进入。"

患者在医疗过程中，对由于医疗需要所提供的个人的各种秘密或隐私，有要求保密的权利。医院住院病区的病人一览表和病床的床头卡都不应该书写患者疾病的诊断。患者住院的病历资料，包括辅助检查报告单等都属于患者的信息隐私，与患者的疾病诊断、治疗无关的人员都不应该知道和查阅。

医生在进行查房和医患沟通的时候，都不应该在病房和医生办公室暴露患者的隐私，如有特殊情况，需要公开讨论患者病情，涉及患者信息隐私时，应当征询患者和家属的意见。

患者希望的感受

患者到医院就诊的时候，希望得到的主观感受是安全、尊重、便捷和舒适。安全主要指的是生命安全、健康安全和财产安全等方面。尊重是医院员工在服务态度、行为举止和主动意识等方面给予尊重。便捷是希望在急诊流程、门诊流程、住院流程等方面的便捷。舒适主要是指医院环境、设施设备和起居生活等方面感到舒服。

北京百货大楼在20世纪八九十年代是全国最大的商业中心，客流量大，加之物资相对匮乏，顾客通常要排长队。张秉贵便下决心苦练售货技术和心算法，练就了令人称奇的"一抓准""一口清"的技艺。所谓"一抓准"，就是指张秉贵一把就能抓准分量，顾客要半斤，他一手便能抓出5两；"一口清"则是其非常神奇的算账速度，遇到顾客分斤分两买几种甚至一二十种糖果，他也能一边称糖一边用心算计算，经常是顾客要买多少的话音刚落，他就同时报出了应付的钱数。

张秉贵还注意研究顾客的不同爱好和购买动机，揣摩他们的心理。为了精通商品知识，每逢公休日别人都在家休息的时候，张秉贵却蹬起自行车，来到工厂、医院和研究单位，仔细了解糖果知识。

由于熟悉顾客和商品的特点，张秉贵甚至可以针对一些特殊的顾客推荐商品：对于消化不良的顾客，他介绍柠檬糖或咖啡糖；对于肝病患者则介绍水果糖；对于嗓子不好的顾客，他便建议购买薄荷糖……张秉贵通过调动眼神、语言、动作、表情、步伐、姿态等各个器官的功能，把商业服务业的简单操作升华到艺术境界，他也被喻为"燕京第九景"。

患者到医院就诊，希望得到医务人员的尊重。医务人员对患者的尊重主要体现在见到患者的第一时间及时给予目光的接触，在恰当的时机保持面带微笑，与患者交流时恰当地称呼对方，用心地聆听每一位患者的问题，主动为患者提供服务。

患者希望得到人性化、个性化的服务

我们不仅要懂得给患者看好病，还要懂得怎样很好地照顾他们。医疗技术更多的是关注患者生的"病"，展示的是"工程师"高超的技术，体现的是职业化精神。人文关怀则更多关注的是患者的"人"，展示的是"艺术家"的坦诚相待，体现的是情感化的艺术。

医务人员不但要像"工程师"一样去发现患者的疾病，运用技术去治疗它，还应当像"艺术家"一样知道患者何时需要一个真诚的微笑、鼓励的话语，或是一个温暖的拥抱，让每一位患者都感受到温暖、舒适、安全和希望。

台湾的一位艺术家生病住院后，写下一首诗《我希望遇到个什么样的医生》。

我希望遇到一个能够真正关心我，愿意真正了解我的人。我希望他不只能医治我肉体上的病痛，也能解决我心灵方面的问题。他最好是我的朋友，也是我灵魂的导师。

我希望遇到一个不会在乎我是谁的医生，不管我有没有钱，他都愿意帮助我，在我最软弱的时刻他能帮助我站立起来，在我最绝望的时候他能让我重燃信心。

我希望遇到一个体贴的医生，他能知道我心灵深处的秘密，能从我微小的一举一动中，洞察我的心，让我有被了解的感觉。

我希望能遇到一个知道如何进行沟通的医生，他不会连看都不看我一下，他会随时跟我分享他心中的想法，让我知道他，也让他知道我心怀意念。我们应该要时常对话，不对话没办法了解对方在想什么。

我希望遇到一个真正懂得爱的医生，他不只爱病人，他也爱那些跟他作对、排挤他的医生，因为这样就比较不容易出现派系斗争的局面。医院的气氛好，不管对医生、对病人都是一种福音，你说是吗？

✤ 医院优质服务的要素

医院优质服务的要素主要包括：一是管理患者的期望，二是影响患者的体验，三是减少不良的服务；四是重视患者的抱怨。只有当患者的体验高于患者的期望时，医院提供的服务才是患者主观感受的优质服务。医院在管理患者的期望和影响患者的体验的同时，要减少医院的不良服务，重视患者的投诉。

管理患者的期望

患者对医院服务的期望，主要来自患者及家属主观的需求，既往就诊的经历，亲戚、朋友之间口碑的传播，还有医院的承诺。我们认为的患者需求，并非患者自己真实的期望。明确患者需求是提供优质服务的必要因素，市场调查是了解患者服务需求的重要载体。

一家医院的心脏外科，在数年的时间里，心脏移植患者成活有十余人。医生比较关注心脏移植患者的排异反应或者发生心衰等并发症。医院的心脏外科准备召集所有进行过心脏移植的患者召开史上第一次病友会，希望他们有机会一起沟通、交流心脏移植以后的治疗过程和生活经历。

会议是在上午九点钟开始，没有想到的是有几个病友八点钟就来到了医院，因为他们还从未见过和自己一样移植了心脏的病友。他们见面后，都感到非常的亲切，相互询问对方的情况。

患者对医院的期望是，确切疗效的医疗质量，心情愉悦的医院服务，安全舒适的就医环境，合理负担的医疗费用，充分尊重的隐私保护，通俗易懂的医患沟通，医生护士的能力，患者参与的治疗方案，患者满意的生活娱乐和就诊患者的充分自由等。

"让我好好睡个觉""把房间打扫干净""听我说话"……美国约翰·霍普金斯医院列出了患者的愿望清单，有些需求出乎医生们的意料。

美国约翰·霍普金斯医院患者安全和质量部门的高级副总裁彼得·普罗诺弗斯特称，患者对医院最大的要求就是希望医院把自己当人看。他和医院患者关系部主任简·希尔一起，从患者来信和建议中列出了一份患者的愿望清单。

1.请让我好好睡觉。睡眠可以帮我更好地恢复，所以请尽量不要在晚上测量生命体征，也不要在晚上十点到早上六点之间抽血。如有特殊情况，请提前通知。

2.请护士站降低噪声。这一点很重要，尤其是晚上我们需要睡眠的时候。晚上请关闭我房间的电视、收音机、电脑屏幕等，确保这些物品的噪声或光线不会影响我的睡眠。

3.不要弄丢我的个人物品。请把我的东西列个清单，并贴上有我的名字和医疗记录编号的标签，这样我的个人物品才不至于放错。这些物品可以让我的生活更舒适，请像照顾我一样照看好我的这些物品。

4.进门前请先敲门。这是对我个人以及我的隐私的尊重。请先向我介绍自己、和我握手或眼神交流，并用我喜欢的方式称呼我。

5.确保我的白纸板及时更新。这样我就能知道哪位医生和护士负责我的治疗，也能了解我每天的治疗计划。在床边放一个笔记本，并在首页列出我的姓名、护理病区、病房号和房间电话，这样我就可以把所有资料和卡放到一起。

6.如果我的病情发生变化，请及时通知我和我的家人。彼此交流要公开，如有延误请及时通知我，这样有助于我缓解焦虑。

7.请保持病房清洁。请每天擦地板和桌椅等的表面防止细菌传播，及时清理垃圾箱并打扫浴室，让浴室看起来是干净的。如果你是我的管家，请跟我打招呼，我希望认识照顾我的人。

8.请听我说话，让我参与到自己的治疗中。请使用我能听懂的语言，确保我理解我的治疗计划。

9.请在房间和医院提供使用说明。 这样我才能知道重要的东西都放在哪里，怎样操作电视，如何点餐，什么时候更换床上用品等。 我在这里是个客人，这些对我很重要。

10.请时刻保持专业素养。 你可能是在休息，但你仍然是医院的员工，一举一动仍然代表着医院。

这份清单的目的并不是要揭露什么秘密或丑闻，而是希望可以起到一个引子的作用，引起医院的重视。

从清单来看，患者所谓的愿望也都是一些细微之处，而恰恰也是这些细微之处能体现医院是否人性化。

如何管理患者的期望？ 我们首先从一个案例开始了解，以下两家医院都是在上午9点钟进行抽血检查。 A医院本来承诺10点钟能拿到检验报告，结果11点钟才拿到。 B医院告知要到中午才能拿到检验报告，结果11点30分就拿到了。

试问：1.您认为患者会选择哪家医院？ 2.从工作效率来讲，哪家医院的效率更高？

单纯从医院的承诺来讲，B医院拿到检验报告的时间提前了半小时，而A医院拿到检验报告的时间则延后了一小时。 如果让患者来选择的话，他们可能会选择到B医院就诊，因为B医院实现了自己的承诺。 而从工作的效率来讲，同样的一项检查，A医院出具检验报告的时间比B医院早了半小时。

患者对医院服务的评价不是纯粹客观的，但他们多数会对说到做到的服务留下好的印象。 医院应当牢记：少承诺，多行动，不要做无法兑现的承诺。 医院还应牢记：多与患者沟通，诚实可信地说明能做什么及不能做什么。

影响患者的体验

患者的体验往往是服务最终的衡量标准，是由医院的许多细节与经历产生的结果。 影响患者体验的主要是服务质量的五个维度：一是可靠性，二是反应性，三是安全性，四是同理心，五是有形性。

可靠性是影响患者服务体验的重要因素，是指医院能够准确无误地履行明示或者暗示的一切承诺。 它是医院服务质量的核心和关键，要求医疗机构在服务的过程中避免出现差错甚至是失误。 患者对医院服务的可靠性，更多的是关注疾病治疗的效果，例如疼痛、发烧、不能行走等症状、体征，经过治疗以后有无好转或缓解。

反应性是指医院主动、快速地响应患者的需求，愿意随时提供快捷、有效的医疗服务。 反应性主要强调在处理患者的要求、询问、投诉和问题时的专注、快捷。 例如让患者等待，特别是无任何原因的等待，会对患者的服务体验造成不必要的消极影响。 反应性还要求医务人员对患者的服务要求作出"有效"响应，即使无法立即为患者提供服务，也要将患者的等待转变为有预期的等待，以改善患者的服务体验。

安全性是指医院为患者提供医疗服务，医务人员应具有的专业知识、友好态度和胜任能力，特别是与患者沟通过程中所体现出来的专业能力和职业精神。 医务人员较高的知识技能水平和良好的服务态度，能够激发并增强患者、家属的信任感和安全感。 患者到医院诊断、治疗疾病除了关注治疗的效果外，更关注的是自己的健康和生命的安全。

同理心，也称移情性。 同理心是指医院的员工给予患者的关心和个性化的服务。医务人员能够设身处地为患者着想，理解患者的需求，并提供人性化和个性化的服务。 同理心的本质是通过人性化和个性化的服务，使每位患者都感受到自己是唯一和特殊的，自己的需求能得到理解和重视。

有形性，又称有形证据。 服务的有形证据能够对服务过程起到有力的支持作用。例如医院的医疗设备、生活设施、标志、员工的着装仪表、书面材料等。 有形证据提供了有关医院服务质量本身的线索和证据，同时也直接影响到患者对服务质量的感知和体验。 患者到医院就诊，优美的医院环境、恰当的色彩装饰、整洁的员工着装、宽敞的等候区域等，都会给患者带来良好的感受。

患者服务体验指标

服务质量特性	患者服务体验指标
可靠性	诊断准确，操作熟练
反应性	准时就诊，方便快捷
安全性	技术专业，敬业精神
同理心	仔细检查，耐心倾听
有形性	环境优美，标识明确

患者对医院的服务是否满意，判断的标准在患者心里。 患者对医院服务质量的判断主要取决于患者的服务期望和患者的服务体验之间的差距。

患者对服务的期望正好等于患者对服务的体验，就是患者希望得到的服务与医院提供的服务差不多，那医院为患者提供的就是满意服务。

患者对服务的期望低于患者对服务的体验，那医院为患者提供的就是优质服务。例如患者来到医院看病，本希望找到一位好医生就行，没有想到的是在医院里碰见了一位知名的专家给自己看病；患者在住院以前就打听到自己的疾病可能需要住院一周，费用大概在 1 万元左右，没有想到的是竟然住院四天就解决了问题，并且医疗费用只花了 8000 元等。

患者对服务的期望高于患者对服务的体验，那医院所提供的服务就是不满意服务。例如患者到医院以前希望遇到一位服务态度友善的医生，可是到了医院以后碰上了一位说话语气比较生硬的医生；患者希望住院一周以后可以拆线出院，可到了一周以后拆线时，医生告知伤口感染，还需要继续住院治疗等。

减少不良的服务

医院的不良服务主要表现为：医院员工态度冷漠，科室内部或部门之间相互推诿，患者诊断、治疗或操作时间拖延，发生医疗差错，没有实现承诺，不合理收费，疾病治疗的效果较差等。

根据自己的就医经验，48.09％的网友表示自己曾经有过与医生不愉快的相处经历；另有 39.82％的网友表示自己与医生不愉快的相处经历有"很多"。表示自己"几乎没有"和"没有"与医生不愉快相处经历的网友只有 7.31％与 4.78％。从调查结果来看，与医生有过不愉快相处经历的网友明显占多数。

也许正是这种不愉快的相处经历造就了网友心中的医生形象。从调查来看，22.73％的网友认为医生是"冷漠、不近人情"的，排在所有医生特点的第一位；紧随其后的是"唯利是图""缺乏耐心""人品差"三个特点；而选择医生具有"认真敬业""善良热心""品德好"等优点的网友总比例只有 17.76％。

对于患者来讲，比疾病更可怕的是医院里医生的冷漠。医院里有部分员工将自己服务态度不好、脸上没有笑容和热情常常归罪于我国的医生每天要接待几十位，甚至上百位的患者，没有时间和精力来一一服务好。这其实是一个自欺欺人的借口。我在给医院做培训的时候讲到，其实我们接待患者的时候就是几个比较简单的动作：一是目光接触，二是面带微笑，三是主动问候，四是自我介绍。试问一下，这几个简单的动作需要多少时间？如果熟练以后，十秒钟不到。

医院的服务做得不好，其实原因非常简单，第一是我们是否愿意为患者提供优质的服务。对于患者来讲，医疗技术能够帮助患者治疗好疾病是很重要，但人文关怀能够同样重要。第二是我们能否坚持改变传统的以医生为中心的服务模式。以病人为中心不是一个简单的口号，医院的员工应该从每一个细小的行为和动作中体现出来，并且能够持之以恒地坚持下去。

我国医院不良服务的根源主要有两个：一是目前医院服务还缺乏规范化的教材和完善的医院服务培训体系，即医院哪些员工需要培训，需要培训些什么课程，需要培训多长的时间，达到什么样的培训效果；二是医院服务缺乏完善的体系，即医院的环境美化是什么样的标准，医院的员工服务行为是怎样的规范，医院的服务流程将如何改善。

对于目前我国医院发生许多的医患矛盾和纠纷，较多的服务投诉，医院管理者不要将所有的原因都简单地归集到员工的服务态度不好和责任心不强。其实根本的原因还是我国的医院服务没有完善的体系，没有进行系统的培训，缺乏相应的考核机制。

重视患者的抱怨

绝大部分医疗纠纷都是与不满意服务有关，而非与医疗技术水平有关。抱怨的患者是希望给我们一个改正错误的机会，我们应当主动给患者和家属提供抱怨的机会，患者和家属的挑剔可以让我们把服务做得更好。当服务发生差错时，患者想得到的是快速地纠正或合理地补偿。当服务发生差错时，真心诚意地努力补救能争取到患者的谅解。

患者投诉是送给医院最好的礼物。从理论上来讲，我国的患者是不喜欢投诉的，主要有几个原因：第一是中国人都比较好面子，很多时候是碍于情面，不愿意去投诉给自己诊断和治疗的医生和护士；第二是患者投诉比较耽误时间，因为在我国的医院，很多时候患者的投诉不能够得到医院的重视，可能有时候还会认为患者不讲理或者刁蛮；第三是患者投诉比较浪费精力，患者要想投诉，就需要去思考自己应该去医院的哪个部门，找哪个人，应该如何说等问题；第四是患者投诉会影响自己的心情，患者在投诉的过程中，难免会有争执，医院的辩解和推脱可能会让患者更加难受。

医院在接待患者投诉的时候要分析患者投诉的心理。研究表明，经历服务问题的患者中只有大约45%的人会投诉为他们提供服务的员工，只有非常少数（大约1%～5%）的人会向医院行政部门投诉。这种现象通常是冰山一角，意思就是医院行政部门每一次真正的投诉案例代表着20～100个其他的患者经历了问题没有抱怨。接下来可能的情况是，患者离开或者告知其他的患者。

医院的投诉渠道一定要保持畅通，让患者能够及时、有效地表达和传递自己的抱怨。医院可以在门诊大厅派驻院长代表，接待患者、家属的现场投诉，医院应该设置24小时的院长热线，接听患者、家属的投诉电话，医院还可以采用网络信息技术，让患者和家属方便对医院的服务及时评价或者投诉。

❀ 医院优质服务体系

我国很少有医院建立了优质服务的完善体系，近年，我在研究新加坡医院的优质服务体系时，认为新加坡医院服务成功的经验值得我国的医院借鉴。 新加坡医院的优质服务体系主要由硬件、软件和"心件"组成。

医院的硬件主要包括医院的环境和设施、设备。 医院的软件主要包括服务的流程和流程的优化。 还有一点称为医院的"心件"，主要包括员工的服务意识和服务技能。 在医院的服务中，医院的硬件最容易改变，服务的流程也可以优化，其实最难改变的，也是最重要的，是"心件"。

2010 年，我到新加坡进行了为期两周的医院管理学习和医院参访交流。 到达新加坡时已经是凌晨 1 点钟，我自己在机场打了出租车到酒店。 出国以前我在银行兑换了新加坡币，每张 1000 元（约人民币 5000 元）。 到达酒店以后，出租车车费为 20 新币，我就把 1000 元新币递给出租车师傅，结果出租车师傅没有足够的零钱找补。

按照国内的经验，出租车师傅会让我去找个地方买东西，将整钱换成零钱。 让我没有想到的是，出租车师傅直接将我带到了酒店的大堂，向酒店的收银员说明情况以后，酒店的收银员马上对我说："先生，我们先将 20 元新币的车费给您付了，直接计入您的房费可以吗？"我赶紧说："可以，可以。 谢谢您！"这是我到新加坡感受到的出租车司机和酒店收银员的主动服务。

我很快办理好入住手续，入住到预订的房间。 当我进入房间后，就见到桌子上有一张精美的卡片。 打开卡片一看，里面是学院的温馨提示：

亲爱的池宇翔学员：

晚上好，一路辛苦了！

经过了长途飞行，您一定感到十分的疲惫。 不妨坐下来品尝一下我们特意为您准备的水果和矿泉水，欣赏一下窗外异国的夜景，略略缓解旅途的辛劳。

另外，为防止飞机晚点大家肚子饿，我们也专门准备了一桶方便面。

新加坡的气候高温潮湿，昼夜温差不大。 但几乎所有的商店、酒店以及我们的课室都装有空调，因此上课和进行室内活动时您需要携带一件外套以免温差过大受凉。

祝您睡个好觉，以饱满的精神开始明天的学习。

新加坡国际管理学院

"心件"理论

"心件"理论是新加坡医院优质服务的核心理念，其核心就是用心做人，用心做事，"心件"就是用心做好每一件事情。医院管理者用心去赢得员工的忠诚，员工用心去赢得患者的满意。

新加坡亚历山大医院院长陆圣烈有一段关于"心件"理论的话："老百姓认可的医院应该是10％的硬件、30％的软件加上60％的'心件'。只有对病人真正关心、关怀，医院才有出路。像对待我们的母亲一样，为病人提供优质的护理和服务，而无须做特别的安排。"

"心件"理论之一：新加坡亚历山大医院理念与文化。愿景：让国人延年益寿，生活更健康。使命：在一个终身学习、研究发展的环境中，通过以患者为中心的优质保健服务，提高国人的健康水平，减少疾病。服务宗旨：随手可得，始终无间，全面周到，效高质优。经营哲学：以合理的价格提供优质的服务，满足并超过病人的期望。

"心件"理论之二：持续的标杆学习。新加坡亚历山大医院在新加坡成为患者有口皆碑的品牌医院，其中一条重要经验就是向标杆学习。医院树立了很多的学习标杆，从医院到银行、酒店、航空业等，并定下了学习目标——学习医疗行业和其他行业制订的标准，为我所用，达到和超过最佳者。

"心件"理论之三：创造医院员工积极向上的氛围。医院要求员工个人具有主动性——我看到，我做；要求团队具有主动性——我们看到，我们做。员工积极提出建议计划，建立建议提升小组来改进医院的服务。

"心件"理论之四：关注病人的反馈。医院十分重视患者的反馈，采取了走动管理、满意度调查、免费电话、电话随访、焦点会议、群体讨论等多种方式来了解病人对医院的意见和建议。

"心件"理论之五：关注员工反馈。医院注重员工反馈，大大改善了医院的管理。采取的方式有指导性介绍、走动式管理、培训项目、与高层管理者的小组讨论、正式的员工建议安排、员工满意度调查等。

新加坡医院的优质服务不但是"心件"工程,同时还是全员工程,从医院的高层管理者开始,到医院的中层管理者,再到医院的基层员工,从医生、护士到清洁工、保安都需要提供优质的服务。

服务冰山

冰山是一块大若山川的冰,脱离了冰川或冰架,在海洋里自由漂流。 冰的密度约为 917 kg/m³,而海水的密度约为 1025 kg/m³,依照阿基米德定律我们可以知道,自由漂浮的冰山约有90%体积沉在海水表面之下。 因此,看着浮在水面上的形状猜不出水面以下的形状。

医院服务冰山的意思是,医院员工展现在患者、家属和来访者面前的服务,只是医院服务体系十分之一左右的内容或者场景,还有约十分之九的内容和场景是患者、家属和来访者看不到的,但是这看不到的部分却是医院服务体系的重要组成部分。

服务冰山的下面有一个系统的服务体系支撑着医院的服务,主要包括服务意识、行为规范、服务态度、内部服务、服务流程、团队协作、内部沟通、服务剧本、服务标准、服务管理等诸多因素。

服务意识是指医院的员工在与一切医院利益相关的人或企业的交往中所体现的为其提供热情、周到、主动的服务的欲望和意识,即自觉主动做好服务工作的一种观念和愿望,它发自服务人员的内心。 服务意识必须存在于我们每个人的思想认识中,只有大家提高了对服务的认识,增强了服务的意识,激发起人在服务过程中的主观能动性,做好服务才有思想基础。

行为规范是指医院员工应该具有的共同的行为特点和工作准则,它带有明显的导向性和约束性,通过倡导和推行,在员工中形成自觉意识,起到规范员工的言行举止和工作习惯的效果。

服务态度的作用是能满足被服务者的精神需求(或称心理需求),使其不但拿到合格满意的"产品",而且还要心情舒畅、满意。 服务态度的内容包括热情、诚恳、礼貌、尊重、亲切、友好、谅解、安慰等。 服务态度是反映服务质量的基础,优质的服务是从优良的服务态度开始的。 优良的服务态度,会使患者产生亲切感、热情感、朴实感、真诚感。

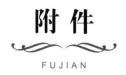

附 件

FUJIAN

促进临床医学人性化的十点倡议

医学的崇高使命是治病救人，保障人民的健康，是一门充满人性的科学。 由于种种原因，医学人文精神在近些年来有所消退。 为了使医学回归人文，进一步促进医学人性化，我们发起如下倡议：

1. 始终将病人的利益放在首位，医生和医院的利益诉求不应损害病人利益。

2. 大力提倡全人医疗和整体医疗，关心病，更关心病人，认真践行生物—心理—社会医学模式，时时处处关爱生命，呵护生命。

3. 不断完善诊疗技术，尽力减少对机体的损伤和副作用，注意扶植机体自组、自稳、自增的自然力。

4. 为病人提供适宜和最佳的诊疗服务，谨慎使用高新技术，力避过度诊疗。

5. 在不影响病人健康的前提下尽力为病人提供低成本的服务。

6. 重视对病人的照料，尽力为病人提供心理、社会支持，减轻病人的疼痛和痛苦。

7. 认真做好与病人的交流与沟通，切实履行知情同意原则，尊重病人的自主权，倾听病人的诉求。

8. 履行各种医学道德伦理规范，遵守医学法规和相关卫生政策。

9. 学习和掌握医学人文知识和技能，注意提高个人的人文素质和修养。

10. 营造医学科学与医学人文结合的平台：在临床学科教材中增加阐述涉及该学科伦理问题等人文内容的章节；在医学专业期刊中设置医学人文栏目，探索医疗实践中的各种人文问题；在医学专业学会中设置医学人文委员会，在学术会议中开辟医学人文论坛；加强人文学者与医师之间的沟通与交流，提倡相互参加对方的学术会议。

倡议人：吴孟超院士、汤钊猷院士、钟南山院士、樊代明院士、吴咸中院士、郎景和院士、赵玉沛院士、杨宝峰院士、卢光琇教授、胡大一教授、凌锋教授、何裕民教授。

假如我生病住院

1. 场景设想：

①生了什么样的病？ _____

②哪些人陪伴在我身边？　_____

③我在哪家医院住院？　_____

④我躺在哪个科室的病床上？　_____

⑤我碰见了医院的哪些员工？　_____

2. 我最希望的服务：

_____

_____

3. 我最不希望的服务：

_____

_____

4. 我有哪些感受？

_____

_____

第 3 章
医院优质服务策略

医院优质服务策略是指为了提高医院的服务质量，实现医院患者服务目标而制订的一套提升和改进服务的策略和行动计划。主要包括医院服务愿景及服务理念、患者关怀准则、员工关键行为、优质服务项目实施行动方案等。医院优质服务策略的建立是为了完善医院的服务体系、指导医院优质服务的建设、增强医院服务的竞争力、导入以患者需求为导向的医院服务文化。

医院实行优质服务是社会进步和医院发展的必然趋势，主要的原因有：一是患者需求的不断提高。目前医院的患者不但希望治好病，同时还希望医院把自己当人看，医院应该给自己提供好的服务。二是其他服务行业的服务水平不断提升。随着社会的发展，机场、酒店、餐厅、商场、超市、银行等许多行业的服务水平都在提高顾客的服务期望。三是医疗行业的竞争不断加剧。随着社会资本不断地投入医疗行业中，新进入的医疗机构为了增强自己的竞争能力，从最容易让患者、家属感受到的服务入手，推动医疗行业服务水平和能力的提升。

随着40多年经济的快速发展，我国已经进入社会发展的转型时期，在此阶段，民众的抱怨较多，医院员工的职业倦怠现象比较严重。马斯洛需求理论提示，当人类的基本物质需求得到满足的时候，更多需要的是精神层次的需求，即自我实现的需求。人们希望工作的目的不再是简单地获取报酬，维持基本的生活，更多的是希望将兴趣和工作结合起来，从工作中去获取成就感和归属感。

有调查表明，世界上最幸福的人有四种：一是与伙伴玩耍沙子的儿童，二是欣赏自己创作作品的艺术家，三是给婴儿洗澡的母亲，四是成功抢救病人的医生。

医院优质服务体系建立以后，医院员工的职业环境得到明显改善，员工的成就感、归属感明显增强。同时，患者的满意度增加，医患纠纷会明显减少，医疗赔偿也相应减少。在医院收入不变的情况下，当赔偿的支出减少以后，医院的利润可能会增加。 患者的忠诚度增加，患者到医院重复就诊或住院的概率加大，通过患者之间的口碑传播，其他患者来医院就诊或住院的可能性增大，给医院带来的收入也会增加。 当患者对医院的满意度提升以后，社会对医院的信任度和认可度也明显增加，医患矛盾和医患纠纷将得到一定程度的缓解。 医院优质服务体系的建设是医院、员工、患者、家属和社会多方共赢的好局面。

⚜ 服务愿景

愿景是医院永远为之奋斗并希望达到的蓝图，它是一种意愿的表达，概括了未来的目标、使命及核心价值，是哲学中最核心的内容，是人们最终希望实现的目标。 例如麦当劳快餐连锁店的愿景是成为世界上服务最快、最好的餐厅；美国福特汽车公司成立时的企业愿景是让每个美国人都能拥有汽车。

医院服务愿景就是我们期望成为什么样的医院。 医院服务愿景需要一个明确、具体的目标，并且能够通过语言或者图画来描绘这一目标。 有的医院提出的愿景是"管理一流、设备一流、人才一流"，或者是"一切为了病人、为了病人的一切、为了一切的病人"，其实这样的话语多是空洞的口号，没有办法给人们展现出一幅图画。

有一位产科的主任这样描述了科室未来的愿景："当产妇和员工走到科室，就找到了家的感觉。"这是一个非常美妙的场景。 家的感觉是什么？ 温馨、舒适、相互的信任和信赖，一下就将目前紧张的医患关系融洽在同一个屋檐下。

另外一位肿瘤科的主任也对科室未来的愿景做了一个场景的描绘："我们希望每一位肿瘤患者每次住院治疗时，都是同一个医生和同一个护士陪伴着他，直到他离开这个世界的那一天，当患者离开的时候，还不忘给医生和护士说一声'谢谢'。 这是一个多么让人难忘的情景，医生和护士虽然没有能够挽留住患者的生命，但是患者在走向生命的尽头时，还会对他们说一声'谢谢'，这是对医生和护士莫大的安慰和鼓励。"

新加坡亚历山大医院的服务愿景

新加坡亚历山大医院成立于 1938 年，医院在 20 世纪 70 年代中后期步入辉煌鼎盛阶段，当时被称为东南亚地区最优秀、最现代化的医院之一。 进入 20 世纪 80 年代中期，医院的经营每况愈下，20世纪90年代被政府降为一星医院，医院面临着业绩糟糕、技术落后、服务极差、环境脏乱、文化消极以及社会形象不佳等方面的危机。39％的患者失去对新加坡亚历山大医院的信任，并且表示不会向别人推荐此家医院。

2000年重组前，新加坡亚历山大医院是脏乱差和服务质量倒数第一的典型，临危受命的陆圣烈院长，以曾经管理新加坡5所医院（国立大学医院、竹脚妇幼医院、中央医院、大巴窑医院、樟宜综合医院）的优秀履历，被新加坡卫生部部长任命为这个一蹶不振的医院的院长。

新加坡卫生部部长许文远向新加坡亚历山大医院的员工提出挑战：建设一间真正"以病人为中心"的医院，恰当地运用现代资讯科技为病人带来新的价值体验和方便。这家医院将努力提供始终无间的"无缝隙"医疗服务，建设"一点儿也不麻烦"的一站式医疗服务中心。

陆圣烈院长对新加坡卫生部部长提出的建立一家"一点儿也不麻烦"的一站式医疗服务中心的未来愿景的描绘是：当自己的母亲住进我们医院时，也不需要特别关照和安排。他要求医院员工对待患者的态度必须像对待我们挚爱的亲友一样，懂得通过各种不同的服务方式去提供优质的服务。

医院服务在较短的时间内得到明显改观的重要成功经验就是，向标杆学习。医院树立了很多学习标杆，从医院到银行、酒店、航空公司等，并定下学习的目标——学习医疗行业和其他服务行业制订的标准，为我所用，达到和超过最佳者。

他们参观学习了全球很多优秀的医院，例如日本龟田综合医院、美国罗彻斯特马耀诊所、澳大利亚悉尼儿童医院等，并学习他们的管理经验。新加坡亚历山大医院以前的服务环境不好，他们就向新加坡丽嘉登美年大酒店、香格里拉大酒店等学习，并请五星级酒店的管理人员来医院现场指导，花较大的力气对医院的服务环境进行改造，营造温馨的就医氛围、设计明显的院内路标、增添周到的便民设施、改造科学的建筑结构、设置家庭式特殊病房、提供宾馆式后勤服务等。医院餐饮较差，他们又到新加坡樟宜国际机场学习，改变原来护士到病房后再给病人盛饭的弊病，改成国际航班那样，事先在医院的厨房把饭菜分好，再用保温车推到病房分发给病人，效果非常好。

医院知道新加坡的病人对"好医院"的理解是尊重病人、提供咨询、方便病人、一贯的优质服务和节约成本的照顾。医院十分重视患者反馈，采取了走动式管理、满意度调查表、电话回访、焦点问题讨论等多种方式来了解患者对医院的意见和建议。

医院每月发放500～600份反馈表，对回到家中的患者进行跟踪调查。

医院的高层管理者每月都要邀请40多位已经出院的患者回医院吃一顿晚餐，并诚恳地听取他们的意见和建议。患者很认同医院这种真诚的做法，提出了许多有价值的意见和建议。通过这种方式，医院的高层管理者更加深刻地了解了患者的需求。此外，医院每年都会邀请企业家、银行家、大学校长等各行各业的社会精英到出院的患者家中，以他们的眼光去了解病人的需求，从而帮助医院发现哪些方面需要进行进一步的改进。

新加坡亚历山大医院为了让患者能够充分体验到"患者至上"的感觉，从每一个服务的细节都体现了对患者的关怀。例如医院将最方便的车位让给患者，医院院长带头不在医院停车；每个病房都设有健康教育资料专柜，上面不仅放满了各种随时可以阅读的资料，还配备了老花镜、笔筒等；医院的每个病房门口都有一次性口罩、帽子和洗手液以防止交叉感染；每个病区都设有快乐小橱，里面能够提供许多基本的生活用品：针线、碗筷、牙刷、牙膏、拖鞋、袜子、方便面、咖啡等。

医院将各种服务带到患者的身边，如床旁X射线检查、床旁心电图、床旁办理出院手续、药剂师到床旁讲解出院带药的注意事项等。医院还为住院的老年患者建立了一个托老式的活动空间，让他们每天像"上班""下班"一样去那里展示厨艺、棋艺，享受游戏、健身的乐趣，并且在老年病友中寻找志同道合的"知音"。

医院深信大自然的景色是帮助患者恢复的一剂良药，积极倡导"医院的每一位员工都要种下一棵树，为了其他人将来能够享受到一片绿荫"。这种绿色环境的理念使医院的员工个个争当"植树先锋""种花大王"。树绿了，花开了，引来了150多种蝴蝶飞舞，命名为"蝴蝶谷"，成了医院一道最亮、最美的风景线。

美国梅奥诊所的服务愿景

美国梅奥诊所的服务愿景是：我们将通过全面的医疗实践、教育和研究，随时为每一位患者提供最好的关怀。在东西方各异的医疗体制中，拥有百年品牌的非营利医疗组织梅奥诊所因其相传的医道和管理精髓成为患者"最后能求助的法庭——医学诊断的最高法院"，被同行誉为"医学的麦加"。

尽管梅奥诊所的历史主要是以向患者提供医疗服务而闻名于世，但是梅奥诊所一直将自身视为一个"三盾组织"。梅奥诊所标识中间外形较大的盾牌象征着对患者的医治和关爱，而与医治患者连接在一起的便是医学研究和医学教育之盾，形成另外两个互补型的盾牌，与主盾牌在整体上浑然一体，紧密联系。 这个分成三部分的愿景是由梅奥兄弟——威廉医生和查尔斯·梅奥医生赋予其含义的。

梅奥诊所正是通过教育、科研及临床服务（实践）三者的结合，经过多年的发展而成为全球知名的医疗中心的。 而三个盾牌的标志就代表了梅奥诊所的核心价值，也是其得以发展的基础，即通过医、教、研的发展，为每个病人提供最佳的医疗服务。

梅奥诊所是世界上首个最大型的集中非营利性集团诊所，它由 3300 多位医生、科学家、研究者及 46000 位相关医疗人员组成。 梅奥诊所的站点设于明尼苏达州罗切斯特、佛罗里达州杰克逊维尔以及亚利桑那州斯科茨代尔（凤凰城），这三家站点每年共接诊 50 多万患者。

梅奥诊所是全球第一家非营利性的综合型医疗服务组织，也是规模最大的非营利医院之一。 作为一个集多个专业领域于一体的医疗服务组织，它将各个专业领域的众多医生通过共同的系统和相同的价值观（患者至上、团队医学）汇集在一起，共同诊疗病患。

一个世纪以来，梅奥诊所已经成为一家重要的医疗服务机构。 1912 年，15000 多名个体患者在梅奥诊所挂号就诊。 12 年之后，正值梅奥兄弟事业的巅峰时刻，梅奥诊所的医生们每年可以接诊大约 60000 名患者，并执行约 23600 例的外科手术。 整个诊所拥有超过 1500 张医院床位和 27 个手术室。 截至 1983 年，接受大约 276800 名个体患者就诊的梅奥诊所，其规模已经超过 1924 年的 4.5 倍了。 截至 2007 年，梅奥诊所实际雇用人数约 54000 人，每年接诊患者约 52 万人次，营业收入超过 73 亿美元，营业利润约 6.22 亿美元，是 1983 年的 10 倍。

"这里的每一个人都关心您"是梅奥诊所的最大愿望。 医院住进了一位病危患者，她的女儿很快就要举行婚礼，但这位患者很可能无法活着看到女儿完婚。新娘告诉医院的牧师，她多么希望自己的母亲能够参加婚礼。 牧师把这一情况转告给了病危护理部经理。

几个小时之后，医院正厅布置成了婚庆礼堂，到处都是鲜花、气球和彩带。医院的工作人员买来了婚庆蛋糕，护士们为这位病人梳头、上妆、穿衣，把她的病床推到医院正厅。 一位工作人员自告奋勇演奏钢琴，医院牧师则负责主持婚礼仪式。 每层楼的楼厅都簇拥着医院的工作人员和参加婚礼的亲友们，用新娘的话来说，"他们就像天使下凡一样。"

在其他医院，医生可能不太愿意承认自己在知识结构方面有缺陷，而在梅奥诊所，情况完全不同。如果某位医生在诊治过程中遇到了难题，需要其他医生参与治疗，他会坦率地把这一情况告诉病人。这样，参与诊治的医生就能相互交流，并与病人沟通，让患者实实在在地感到医生们是在相互协作为自己诊治，而不是把自己从一个医生推向另一个医生。梅奥诊所显然不鼓励明星制度，而是始终淡化个人成就，突出医院的集体成就。

从医院里的公共场所到检查室和实验室，梅奥诊所在设计上明确传达了这样的主旨：消除病人的紧张情绪，为病人提供一个庇护所，合理分散病人的注意力，向病人表示关爱和尊重，从设计中体现出医院强大的实力，尽可能不造成拥挤，方便病人认路，以及为病人家属提供膳食和住宿。

梅奥诊所住院大楼有极为宽敞的全开放式空间、大理石的地面和楼梯井、悬挂着的玻璃雕塑，各个楼层的墙上都有很多窗户，里面的人可以看到窗外的花园。大楼高层的大厅里设有一个癌症辅导中心，正如梅奥诊所的一位管理人员所说："医疗中心的采光越好，就越能消除癌症病人心中的阴霾。"梅奥诊所的大厅也具有极佳的视觉效果，例如宽敞明亮的大厅、室内的人造瀑布、工艺石雕，以及远眺远方绵绵山脉的窗口。

梅奥诊所在医院环境、医生诊断和产品的每一个接触点，都让患者充分体验和认识梅奥医学中心的品牌价值。梅奥医学中心设立了一个新的实验室，取名为"SPARC"。这个名字来源于五个英文单词的首个字母缩写：See(观察)，Plan(计划)，Act(行动)，Refine(提炼)和Communicate(沟通)。作为"设计者"的医生，必须明确地了解患者的真正需求是什么，才能更好地服务和帮助病人。为了找到这些需求，梅奥诊所强调医生要与病人进行沟通，聆听患者的需求，和患者共同探讨临床检查。

为了让其他患者体验和感知整个服务过程，梅奥诊所将这个实验室"透明化"——患者透过玻璃墙，可以看到SPARC内部的办公室和前台的工作人员，能看到研究员在观看研究项目短片，还能看到里面的休闲室和会议室，从而改变了传统医疗服务方式和医疗过程，将患者融入整个服务过程中，从感觉上与医生拉近了距离。

梅奥诊所医疗保健模式的特点是：1.由各方面的医学专家组成团队，开展工作，为病人提供高质量的医疗保健，因为医学是合作的科学；2.从容不迫地诊治每一位病人，充分地倾听；3.尊重病人，同情病人，把病人不仅仅是当成病人，更是当成一个有尊严的人；4.最先进的诊断和治疗技术；5.舒适的就诊环境，酒店式的管理。

❧ 服务理念

服务的英文是"SERVICE"。 根据服务的英文含义，医院服务可以将其解释为：S—（微笑待客）为每一位适合的患者提供恰当的微笑服务；E—（出色工作）即医院员工要将每一件细小的事情都做得非常出色，让患者从细微之处感受到周到的服务；R—（时刻准备）即医院员工要随时准备好为患者服务；V—（特殊贵宾）就是医院员工把每一位患者都看作需要提供特殊照顾的贵宾，这一观念很重要；I—（诚挚邀请）在每一次医疗服务结束后，都希望患者有需要的时候再次选择就医；C—（创造氛围）就是每一位员工都要使患者能享受服务环境及气氛带来的温馨感受；E—（眼神交流）就是每一位员工始终能够用真诚的眼神关注患者，使患者时刻感受到医务人员在关注自己。

服务理念是医院在持续经营和服务顾客的过程中，继承医院的优良传统，适应时代要求，由医院院长积极倡导，全体员工自觉实践，从而形成的代表医院信念、激发医院活力、推动医院医疗服务的团体精神和行为规范。

医院的服务理念就是我们应该如何服务于患者。 新加坡亚历山大医院的服务理念是：病人是我们医院里最重要的人物。 在医院里，我们所做的一切都要把他们的健康利益和在医院是否方便舒适放在第一位。 纵观世界各地的优秀医院，要想持续永久地经营和发展，以病人为中心是一个永恒的话题，医院的服务就是将满足患者的需求放在首位。

患者至上

沙特阿拉伯的一家医院的院长说道："医院将会以治疗患者身体的成果、精神和灵魂作为毕生的使命。"其实现在的医院确实丢失了一些东西，我们需要治疗患者的灵魂和精神，而不仅仅是身体。

100 多年前，大多数医生都是单独执业，他们不能为患者提供更多的实际有效的治疗方法，但是他们能提供安心、安慰、沟通和情感共鸣。 然而，到 20 世纪末，医学发生了变化。 训练有素的专家团队出现了，他们提供了综合、有效和技术先进的医疗与护理服务，与此同时，患者的精神护理被忽视了。 医生奉献了很多的精力，用来提高治愈患者身体的技术能力，但是忽视了患者精神和灵魂的治疗。

医生总是根据临床成果来定义医疗质量，其中包括治愈率、缓解率、并发症率、死亡率等。 但是，临床的成果仅仅是治疗患者身体的成果，只是治疗过程的一部分，患者的治疗体验也同样包括在治疗过程中。

患者可能不知道如何衡量临床成果，他们也不明白一名医生必须掌握的用来进行心脏手术或者神经外科手术的技术诀窍，但是他们可以根据自己的体验来形成明确的判断。 他们知道自己住的病房是否干净，也知道别人是否礼貌地善待他们。 他们知道食物质量的差异性，也知道一家医院表面看起来和实际感受的区别。 他们知道自己是否被关心。 最重要的是，他们可以告诉其他人自己在这家医院是否有一个很好的治疗体验，或者相反，告诉别人自己不好的治疗体验。

2006 年年初，美国克利夫兰诊所经历了文化和组织的改造。 医院决定对患者进行全面的治疗，所以医院把患者体验当作顶级优先战略。 医院成立了患者体验办公室，并且任命了第一位首席体验官。 医院将"患者至上"重新定义为为患者提供各个方面的照顾，包括患者的身体舒适度、情感诉求和精神诉求。

医院的目标就是创造出独特的患者体验，从而让克利夫兰诊所在众多的医院中脱颖而出。 那就是要求在两大领域做出改变：患者就诊和住院的物理条件，例如环境、房间和食物；与患者相关的服务条件，包括医务人员如何与患者进行有效的沟通，医务人员的服务行为是否专业化。

美国克利夫兰诊所在空间环境的外观和感觉上也做出了持续的努力。 很多医院的环境是枯燥乏味、机械化的，而且没有人情味，这并不是治疗疾病最好的地方。 随着整顿和升级，克利夫兰诊所的空间更加开放、结构更加合理，并且大面积采光，更有了家的感觉。 对于家属来讲，所有的医疗设施让人更加舒适了。 在住院主楼加了一个屋顶露台，用来给患者和家属提供舒适的户外条件，远离医院的嘈杂。

医院的患者体验小组由医生、护士、医院勤杂工女领班、其他定期检查患者状况和解决负面评论的人员组成，患者也有了发言权。 患者体验办公室是由定期见面的患者（现在的患者和以前的患者）组成，来讨论影响患者和家属的问题。 他们审查影响患者体验的新政策，同时建议医院在教育素材和环境上进行改变。

改善患者体验的过程会产生很多新项目。 在住院病房，从晚上 9 点到早上 7 点，灯光会变暗，患者房门会关闭，头顶上的寻呼机被取消，电话和寻呼机的声音改成震动，医院给患者提供眼罩和耳塞，电视都配有耳机，护理人员和探访者都被要求在保持安静和尊重患者的方式下进行对话。 基本上，所有这些改变都来源于同情患者的心情，理解和尊重他们的感受，真正地体现了"患者至上"的服务理念。

良好沟通

美国克利夫兰诊所拥有自主版权的沟通体验培训课程，叫"与 H. E. A. R. T. 沟通"（倾听、同情、道歉、回应、感谢）。 每个课程都包括了鼓舞士气的谈话和训练。患者故事的视频让每位员工都想起了当初为什么要选择到医院工作。 在这一天的培训课程中，来自不同岗位和不同级别的医院员工坐在一起，他们分享故事、抱怨和发表自己的感想，也讨论怎样工作起来会更好，和怎样让医院变成一个对员工和患者都更好的地方。

参加体验培训课程的员工应当做到，当出现问题时共同处理，让患者不再担忧。参加培训的员工要相互监督，并负责为患者提供优质的服务。 让员工练习分辨情感和表达同情。 让医院管理者在每一次与员工、患者和探访者的互动中达到理想的服务效果。

医院专门召集小组，制订了以患者为中心的沟通指南。 指南包含了医学研究所和美国医学协会制订的基本标准，以及处理一些麻烦患者的详细谈话技巧和策略。 指南能够帮助医院员工掌握与患者进行人际沟通的方法，员工可以将这些写有谈话技巧和准则的小手册，轻松地放入工作服的口袋里，方便随时翻阅。

每一位住院患者都会收到一本名为《在您的住院期间会发生什么》的小册子，解释患者在住院期间可能会碰到的多种专业人员，同时为患者提供用药、医院环境等方面的建议，鼓励患者提出问题和疑问。 患者可以随时告诉医务人员他们需要什么样的帮助。

医院引进了患者服务向导（也称病例经理）来协助患者和医务人员之间的沟通。患者服务向导的工作是帮助患者和家属，满足他们的需求。 他们每天探访病人，并且提供给他们人性化的引导和支持，帮助新入院的患者了解医院的日常安排和服务，同时和他们共享医疗团队的信息。

患者服务向导同样需要告诉家属有关停车场、寄宿处、咖啡厅和其他服务的相关信息，他们也可以帮助解决患者和医务人员之间的矛盾和冲突。

良好的沟通远胜于简单的对话，并且这种沟通的方式在整个医院得到了推广。 医院为了让患者和家属更容易找到要去的地方，重新设计了大楼的引导标识，并且根据医院员工不同的职业更换了不同颜色的服装。 当患者刚入院的时候，就会收到一本小册子，里面说明了如何通过衣服的颜色来区分医院员工的类别。

✤ 患者关怀准则与员工关键行为

准则是符合道德标准和要求所遵循的标准原则或行为准则。患者关怀准则是医院员工如何与患者打交道的基本要求与行为引导，往往用几个关键词来表示。医院员工关键行为是在患者关怀准则的每个关键词下面有3～4个基本员工行为提示，是对员工的要求。

美国关爱生命医院患者关怀准则与员工关键行为要求

安全 S	仁爱 K	形象 I	效率 P
承担潜在的危险	目光接触	着装仪表	减少患者等待
带患者到目的地	微　笑	电话礼节	积极配合同事
向有疑问的患者提供帮助	积极的态度和柔和的声调		

新加坡亚历山大医院的患者关怀准则是：建立信心、专注、尊重他人和具有同理心。"建立信心"患者关怀准则要求的员工关键行为是：1.解释我们将要做什么以及患者可以期望什么；2.注意我们的穿着，遵守医院的规定；3.一致性地传递我们的服务理念。"专注"患者关怀准则要求的员工关键行为是：1.确认与问候患者；2.沟通时保持目光的接触；3.对患者的需求表示关注，包括口头语言和肢体语言。"尊重他人"患者关怀准则要求的员工关键行为是：1.在和患者交谈（及和其他同事谈到有关患者时）称呼他们的名字；2.尊重患者的隐私。"具有同理心"患者关怀准则要求的员工关键行为是：1.在和患者交流时，显示关心和关怀；2.尽量满足患者的需求，在无法做到时，提供其他的选择。

医院患者关怀准则与员工关键行为要求

患者关怀准则	员工关键行为要求
尊重	与患者交流时使用大爷、叔叔、阿姨等称呼，不直接叫病人床号
关爱	冬天检查病人前用手温暖听诊器
高效	电话铃声响三声内必须接听电话
安全	高危患者使用安全标识，如防跌倒、防坠床等

新加坡亚历山大医院员工行为准则

1.所有同事熟悉、遵守、实践新加坡亚历山大医院的使命、愿景和价值观。

2.所有同事对待顾客（病人、来访人员和同事等）的方式要和对待我们所爱的人一样。

3.实践团队工作和"横向服务"，创造一个好的工作环境。

4.每一个同事必须理解其所在部门的计划和目标。

5.所有同事必须知晓他们顾客的需求，以至于我们能提供他们所期待的服务和照顾。 用顾客偏好清单去记录顾客的特殊需求。

6.所有同事要持续地提出遍及整个医院的提升意见。

7.每一个同事持续地指出整个医院所存在的缺点，并且需要持续地坚持下去。

8.在卫生和整洁水平上不能妥协，院感控制是每一个同事的责任。

9.任何同事收到投诉，都有责任尽力处理。

10.注意顾客情绪稳定。 快速处理问题，在后续20分钟内核实问题是否解决，是否让顾客满意。 尽可能地解决每一件事情，不要失去任何一位顾客。

11.顾客的行为表现通常反映出了每一个顾客不满意的行为。 要解决每一个问题，并让这些问题不再发生。

12.平易近人。 最重要的是眼神接触，与顾客使用适当的语句（如"早上好!""祝您有愉快的一天!"）。

13.成为医院的一个大使，无论是否在工作单位，说话乐观，不能有负面的评论。

14.陪同顾客去医院的其他地方，比给他们指路更好。

15.熟悉医院所有的服务，并根据顾客的要求向他们推荐合适的服务。

16.使用正确的电话礼仪。 在电话铃响三声之内接听，面带微笑，可以询问"您能稍等一下吗?"，避免电话转接。

17.制服要非常整洁，穿正确、干净、合适的鞋子，佩戴正确的名牌。 根据行为标准，保持个人外表干净和精神。

18.确保所有同事在紧急情况下知道他们的职责，知道火灾和逃生程序。

19.当灾害、受伤、设备有问题或需要帮助时，立即通知你的主管。 节约能源和节约用水，正确维护财产和维修医院的设备。

20.保护新加坡亚历山大医院的资产是每一位同事的责任。

"以患者为中心"是美国圣鲁克医院的四个核心价值观之一，坚持患者接触准则也是这个价值观的一部分。 每年医院都会对员工在以患者为中心方面做得如何进行评估。 医院在非正式的日常管理基础上收集患者接触表现反馈，并按季度进行正式患者满意度调查来收集该方面的信息。 医院对调查结果进行分析并寻找改进的机会。 在医院新员工的入职培训中，所有的新员工都会接受患者接触准则方面的教育。 另外，这些患者接触准则还列在医院的非常重要的原则卡上，分发给所有员工。 患者接触准则也包含在医院的各种培训和论坛之中。

美国圣鲁克医院患者接触准则

1. 向患者和客人介绍自己并欢迎他们，以姓氏尊称。

2. 真挚地请教"我能帮你做些什么？"。

3. 先敲门，得到允许后再进入，并解释我要做什么。

4. 在 8 小时内完成所有的初步诊断项目。

5. 接受患者和客人的所有要求，并负责追踪到底。

6. 所有的抱怨或投诉，必须在 24 小时或更短的时间内响应。

7. 变更医生、护士时，需要重新介绍。

8. 提倡家庭护理；患者和客人说话时，注意倾听；及时与相关人员沟通，以采取恰当的行动。

9. 尊重和包容患者及家属、来访者以及医院同事的文化、价值观差异。

10. 保障信息资料的私密性。

11. 了解并能遵守与本职工作相关的医疗护理法律法规的要求和标准。

12. 感谢我们的患者选择圣鲁克医院。

✿ 优质服务项目实施

医院优质服务体系的建设并非一蹴而就，而是需要正确的方向、恰当的方法、经验的积累和时间的沉淀。 医院优质服务体系的建设是医院管理变革的突破口，首先，需要医院高层管理者强烈的意愿；其次，需要科室中层管理者足够的能力；最后，需要基层一线员工充分的时间。

医院优质服务体系的建设要以成果导向的思路来实施：

一是明确目标。 确定医院优质服务体系建设的目标需要询问的问题：1. 医院在优质服务方面想解决哪些问题？ 2. 医院希望优质服务得到什么样的结果？（SMART 目标要素的内容分别是什么？）3. 医院如果不推行优质服务，会有什么样的后果？

二是分析现状。 了解医院服务的现状需要询问的问题：1. 医院目前的服务现状是怎么样的？ 2. 医院在优质服务方面做了哪些努力？ 结果怎么样？ 3. 医院在推行优质服务的过程中存在哪些障碍？

三是解决方案。 医院在推行优质服务体系建设的过程中需要询问的问题：1. 医院实施优质服务体系建设有哪些方案？ 2. 医院认为推进优质服务体系建设的最佳方案是什么？

四是行动计划。 医院实施优质服务体系建设行动时需要询问的问题：1. 医院推行优质服务体系建设的具体计划和实施步骤是什么？ 2. 医院优质服务体系建设推行过程中遇见异常情况时应该采取的应急措施是什么？

五是效果评价。 医院优质服务体系建设是否达到预期的目标和要求，需要有评价的标准和指标。 效果评价需要询问的问题：1. 医院优质服务体系建设的定性和定量的指标是什么？ 2. 如何来收集这些指标？ 3. 由谁来收集这些指标？

项目实施方法

医院优质服务体系的建设实行项目管理制度。 项目管理是在限定的资源及限定的时间内完成的一次性任务。 项目周期主要包括项目计划、项目启动、项目执行和项目总结。 项目团队由专家团队和医院团队组成，专家团队由管理专家和咨询顾问组成，会指派一人作为项目经理与医院团队协调、沟通。 医院团队由分管领导和具体负责的职能部门及相关科室管理者组成，应指派一人作为项目主管与专家团队协调沟通。

项目成功主要取决于三个方面的因素：一是管理咨询团队实施项目辅导的能力和专业水平；二是医院项目团队的领悟水平和执行能力；三是管理咨询团队与医院项目团队的信任程度和默契配合度。 医院优质服务体系的建设项目成功与否，管理咨询团队和医院项目团队各自承担着百分之五十的责任，所以在双方进行项目洽谈时要进行充分的沟通和交流，将项目实施的风险降到最低。

医院优质服务体系建设项目要避免采取传统管理咨询的方式，主要由专业的管理咨询团队来主导，交付一份漂亮的管理咨询方案，但在具体实施过程中发现方案与现状有较大的差异，最终无法落地。 项目的实施更应该发挥医院项目团队的主观能动性，因为他们才最了解医院的优势和不足，管理咨询团队更多是充当教练的角色，给予支持、帮助和引发思考，而不是简单地提供答案，去强制和命令。

标杆学习在医院优质服务体系建设项目的推进过程中也是经常采用的方法。 可以到已经成功建设优质服务体系的医院学习和交流，学习其成功的经验和方法，也可以由此看到医院未来努力的方向和目标。 在标杆医院学习的时候，我们看到的都是成功的结果，更重要的是要了解在实施的过程中解决问题的方法和可能面临的困难。 标杆学习既可以是医疗行业，也可以是其他行业；既可以是国内的医院，也可以是国外的医院。 我们不但要参观和学习外部的标杆，在医院优质服务体系建设的过程中，医院内部的标杆打造也非常重要，让医院管理者、员工和患者、家属有眼见为实的效果。

项目实施路径

实施医院优质服务体系建设的第一步是，医院优质服务理念和优质服务技能的理论培训，这是项目实施的起点。 医院优质服务和传统医院服务有着较大的差别，让医院管理者和员工要初步地认识和理解到底什么样子的服务才是优质服务，传统医院服务与医院优质服务的差距和区别在哪儿，医院的大部分员工是否接受医院优质服务的理念，是否愿意开展优质服务。

为了顺利地推动医院优质服务体系建设，医院优质服务的理论培训分成两个层次：一是医院中高层管理者进行两天的优质服务理念和优质服务技能培训，结合医院的实际情况进行深入的探讨。 二是医院基层员工，分成 2～3 批分别进行 1 天的优质服务理念宣讲，让全院员工对医院优质服务都有一个基本的概念，并且明白医院将要做一件什么事情。 在医院优质服务培训结束后的一个月内，各部门和科室要进行充分的讨论和分享，在全院掀起一阵医院推行优质服务的热潮。

医院优质服务体系建设实施的第二步是，管理咨询团队和医院项目团队成员利用 1～2 天的时间针对医院环境、员工行为和服务流程等三个方面进行拉网式的医院服务现状调研，同时可以进行患者、家属和员工对服务的满意度调查和访谈。 在对医院服务现状调研完成后，可以根据医院的实际情况书写调研报告和讲解并展示，让管理咨询团队和医院项目团队充分了解医院服务的优点和不足。

在医院服务现状调研完成后，第三步是制订医院优质服务策略。 要结合医院的实际情况，讨论医院优质服务愿景和服务理念，制订患者关怀准则和员工关键行为要求，拟订医院优质服务行动计划。 医院优质服务体系建设项目实施前，管理咨询团队和医院项目团队要明确具体的分工和职责，双方的责任和义务，如何协调和配合工作，出现分歧和矛盾时如何进行沟通和交流。

第四步是医院优质服务能否持续推行的关键，就是医院优质服务的管理。主要分为四个步骤：制订服务标准、培训服务技能、督导服务过程和评价服务效果。医院优质服务管理应严格按照 PDCA 循环来推进，即计划（P）、实施（D）、检查（C）、改进（A）。医院应该指派一名副院长专门负责医院优质服务体系建设工作，医院应该成立专门的患者服务部（或者客户服务部）来管理日常的医院服务工作。

项目实施步骤

医院优质服务选择首先实施项目的标准是：患者、员工比较关注的问题；患者可以看得见，感受得到的；往往是局部的问题，而不是系统问题；可以在短期内看到明显的效果。

根据国内外医院实施优质服务体系建设的成功经验来看，首先，最容易改变的是医院环境，医院环境应当划分为公共环境、办公环境和病房环境等区域，然后进行分步推进；其次，塑造医院员工的服务行为，医院员工应根据不同的岗位（医疗、护理、医技、窗口、行政和后勤等）分别制订不同的服务行为标准；最后，改善医院的服务流程，服务流程包括患者就诊流程、内部服务流程和交互服务流程等三个方面，应遵循先易后难的原则逐步实施改进。

项目行动计划

医院优质服务体系建设项目的实施，第一步要进行科室试点。试点科室的选择标准主要包括：一是科主任、护士长要有强烈进行变革的意愿，有时候意愿可能比能力更加重要。因为在项目的推进过程中会面临很多的困难和压力，如果没有强烈的意愿作为支撑，可能在推进的过程中就会半途而废或者实施效果不佳。二是医生和护士的整体素质和服务能力要处于医院中上水平，基本的素质和能力是推进医院优质服务的必备条件。三是科室的工作量不能处于超负荷运转状态，医院优质服务的试点需要一定的时间进行培训和改进，如果科室工作量处于超负荷状态，科室管理者和医生、护士根本就没有时间和精力来推动医院优质服务体系的建设。

制订出试点科室选择的标准以后，明确试点科室的数量也是比较关键的。试点科室的数量太少，在传统医院服务的氛围中实施服务改进的难度会加大，不利于试点工作的推进。如果试点科室的数量太多，管理咨询团队和医院项目团队的时间和精力无暇顾及所有的科室，在推进的质量和速度上得不到保障。 根据多家医院实施医院优质服务体系建设的经验来看，依据医院规模的大小和现在医院服务的水平高低，选择3～4个试点科室是比较合适的。 还应该从内科系统、外科系统和其他系统（包含行政、后勤科室）分别选择1～2个具有学科代表性的科室作为试点。

第二步是项目时间安排。 应该根据医院优质服务体系建设的项目时间来进行时间的协调和安排。 医院优质服务体系建设是一个系统工程，项目的实施和推进大约需要半年至一年的时间，一般以半年为最佳。 时间太短，没有办法将所有的项目内容进行全面的推进。 时间太长，医院管理者和一线员工容易出现倦怠和泄气。

举例：项目时间安排

月份	项目内容	项目时间	项目人员
第一个月	1.培训： ①医院中高层管理者（优质服务理念、优质服务技能） ②医院一线员工分两批进行（优质服务理念）		管理咨询团队
	2.调研： 全院服务现状、试点科室筛选 ①医院环境 ②员工行为 ③服务流程		管理咨询团队 医院项目团队
	3.策略： ①医院项目团队 ②医院试点科室 ③项目行动计划 ④项目保障措施		管理咨询团队 医院项目团队
	4.分享： 优质服务理念、优质服务实施 ①部门科室讨论 ②选派代表分享		管理咨询团队 医院项目团队
	共计×天		
第二个月	1.培训： ①医院项目团队、试点科室骨干（医院环境5S管理理论讲授、现场辅导） ②其他科室骨干分两批进行（医院环境5S管理）		管理咨询团队
	2.辅导： ①医院环境5S管理 ②试点科室现场辅导		管理咨询团队 医院项目团队
	共计×天		

续表

月份	项目内容	项目时间	项目人员
第三个月	1.辅导： ①医院环境5S管理 ②试点科室现场辅导		管理咨询团队 医院项目团队
	2.参访： ①医院环境5S管理 ②到标杆医院学习		医院项目团队
	3.培训： 医院环境5S管理 ①医院内部培训 ②医院内部参访		医院项目团队
	4.总结： ①试点科室成果展示 ②医院全面推进方案		管理咨询团队 医院项目团队
	共计×天		
第四个月	1.培训： ①医院项目团队、试点科室骨干（医院员工服务行为理论讲授、现场辅导） ②其他科室骨干分两批进行（医院员工服务行为）		管理咨询团队
	2.辅导： 医院员工服务行为 试点科室现场辅导		管理咨询团队 医院项目团队
	共计 X 天		
第五个月	1.辅导： ①医院员工服务行为 ②试点科室现场辅导		管理咨询团队 医院项目团队
	2.展示： 医院员工服务行为 ①试点科室服务行为考核 ②试点科室服务行为竞赛		管理咨询团队 医院项目团队
	3.总结： ①试点科室成果展示 ②医院全面推进方案		管理咨询团队 医院项目团队
	共计×天		

月份	项目内容	项目时间	项目人员
第六个月	1. 辅导： ①医院环境5S管理 ②试点科室、其他科室		管理咨询团队 医院项目团队
	2. 辅导： ①医院员工服务行为 ②试点科室、其他科室		管理咨询团队 医院项目团队
	3. 总结： ①项目成果展示 ②项目推进措施		管理咨询团队 医院项目团队
	共计×天		
	总计：×天		
备注：以上时间安排和项目内容仅供参考，请根据医院实际情况和要求进行适当的调整			

第三步是项目责任人的确定。第三方管理咨询团队要明确项目经理来承担管理咨询团队的项目责任，医院需要确定医院项目责任人和科室项目责任人，并根据项目管理和目标管理来明确项目责任人的责任、权利和义务。

第四步是激励措施的保障。在医院优质服务体系建设的过程中，医院应该预算专项经费投入设施、设备的添置和改造，医院员工的培训、教育和参访，奖励优质服务的先进个人和先进科室。医院还应根据项目实施的具体情况，建立相应的奖励和惩罚制度来推动和保障项目的实施。在医院优质服务体系建设项目的推进过程中，更多强调的是激励，要充分发挥医院管理者、科室管理者和一线员工的主观能动性，但是必要时候的适度处罚也是需要的。

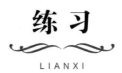

练习

LIANXI

1.医院服务愿景：

我们希望成为一个什么样的医院？ _____

愿景有期限吗？ _____

愿景能够激励人心吗？ _____

愿景简短便于记忆吗？ _____

愿景能被大多数员工认同吗？ _____

愿景容易被患者接受吗？ _____

2.医院服务理念：

我们如何定义医院的服务？ _____

我们希望员工理解哪几条服务的理念？ _____

_____

医院服务理念是我们医院对服务的认识吗？ _____

医院服务理念有助于服务愿景的实现吗？ _____

医院服务理念朗朗上口、易于传播吗？ _____

设计新的服务理念

目前员工的服务意识是怎样的？	我们希望员工具备哪些服务理念？

3. 患者关怀准则：员工与患者、同事打交道时的要求和引导，往往用几个关键词来表示。

4. 员工关键行为要求：每个关键词下面的 3～4 个基本行为提示，是对员工的要求。

患者关怀准则				
员工关键行为要求				

第 4 章
医院服务的调研

服务调研就是围绕着医院服务的现状，收集相关的资料和图片，找到医院服务中存在的问题，分析这些问题产生的根本原因，并明确解决问题的思路框架。医院服务调研可以由医院自己来完成，也可以委托第三方专业机构来完成。服务调研的准确性对医院优质服务体系的建设有着较大的影响，涉及医院优质服务项目推进的方向和步骤，所以在进行医院服务调研以前，要做好充分的准备工作。

医院服务调研的方法和种类比较多，最常采用的方法有：满意度调查、焦点会议、神秘患者和服务扫描等。医院服务调研是一项专业性较强的工作，前期最好是委托第三方专业机构来进行，同时医院服务调研是一项长期性的工作，也需要医院有专门的部门和专业的人员来实施这项工作。医院优质服务体系的建设是一项长期、持续的工作，医院服务需要持续不断的改进，需要定期或者不定期地掌握和了解医院服务的现状。

❧ 满意度调查

满意度调查是医院和科室经常开展的一项工作，但是很多医院的满意度评价的结果很难让人相信。在我国的医院，很多时候的患者满意度都在90％以上，甚至有个别的科室患者满意度接近100％。在医院患者满意度居高不下的情况下，近年我国医院发生的医患纠纷却时有发生，这是从理论上无法解释的问题。这种现象的背后可能是医院在进行患者满意度调查的出发点、方式、方法等方面存在较大的问题。

医院满意度调查的目的是什么？用满意度调查的结果来表扬或者批评医院员工，或者是通过绩效考核，还是改进服务？医院满意度调查的首要目的是改进医院的服务，其次才是其他的作用。如果把医院满意度的结果重点作为其他的目的，将会直接影响满意度调查结果的真实性和准确性。

医院满意度调查，第一是调查问卷设计，第二是调查人员培训，第三是调查开展方式选取，第四是调查对象筛选，第五是调查时间确定，第六是调查结果分析，第七是调查意见反馈。

医院应该有专门的部门来负责患者满意度和员工满意度的调查工作，最好是专门的客户服务部或者是患者服务部，而不是医院的医务部、护理部、市场部、行政办或者党务办等。 对参与满意度调查的工作人员进行专业的培训是一件非常必要的事情，没有参加培训的工作人员不能够进行满意度调查的工作。

调查问卷设计

满意度调查问卷的设计首先要将调查对象进行分类，主要是包括两大类人群。 一类是健康需求者，主要包括患者、亚健康人群和健康人群。 另一类是利益相关者，主要包括医院员工、客户单位、医保管理部门、保险公司、主管部门、供应商等。

医院满意度调查最常见的是患者满意度调查、员工满意度调查和相关单位满意度调查。 患者满意度调查一般分为门/急诊患者满意度调查和住院患者满意度调查。门/急诊患者在医院停留的时间相对住院患者来说较短，一般为几十分钟到数小时不等，对医院服务的判断多是停留在表面或者局部的印象。 而门/急诊患者就诊等候时间相对偏长，一般情况下调查的配合度和满意度均低于住院患者，特别是急诊患者满意度调查的配合度和准确性会更低一些。

住院患者满意度调查的配合程度会高一些，因为住院患者在医院停留的时间相对较长，对医院环境、员工行为和服务流程有着较多的接触和深入的了解。 医院不同的部门和科室，因为患者和家属的期望与要求不一致，假如每个科室提供的服务是完全一致的，但患者和家属的满意度都有较大的区别，例如肿瘤科和康复科患者和家属的期望、要求较低，对员工服务的满意度就会较高，而产科和儿科患者和家属的期望、要求较高，对员工服务的满意度就会较低。

患者满意度调查的主要目的是了解医院的医疗技术水平、服务质量和管理能力等。 患者满意度调查问卷设计的基本原则有：一是通俗易懂的问题，患者的文化层次和理解能力参差不齐，问卷的设计应该保证绝大多数患者能够明白，能够回答；二是调查问卷的时间要进行严格的测试和控制，门/急诊患者满意度调查的时间最好控制在5分钟以内，住院患者满意度调查的时间最好控制在10~15分钟；三是满意度问卷调查的排序应该按照患者就诊流程的顺序来设置，便于患者回忆和填写。

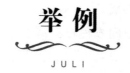

举例

JULI

新加坡中央医院门诊患者满意度调查表

让我们聆听您的意见

门诊服务回应表格

请将您的满意度在"○"内用"√"表示出来。

	非常满意	很满意	满意	差	非常差	不适用
总的来说,您对这次看诊有多满意?	○	○	○	○	○	○
您如何评估各部门之间服务的协调?	○	○	○	○	○	○

中央预约热线

如果您曾经拨打电话预约或更改预约,请您给预约热线服务员进行评估:

	非常满意	很满意	满意	差	非常差	不适用
有礼貌	○	○	○	○	○	○
乐于助人	○	○	○	○	○	○
用心聆听	○	○	○	○	○	○
提供明确的答案和解释	○	○	○	○	○	○

诊所

登记服务员	非常满意	很满意	满意	差	非常差	不适用
有礼貌	○	○	○	○	○	○
乐于助人	○	○	○	○	○	○
及时接待您	○	○	○	○	○	○

收银员	非常满意	很满意	满意	差	非常差	不适用
有礼貌	○	○	○	○	○	○
乐于助人	○	○	○	○	○	○
用心聆听	○	○	○	○	○	○

医生	非常满意	很满意	满意	差	非常差	不适用
有礼貌	○	○	○	○	○	○
用心聆听	○	○	○	○	○	○
展现专业的知识和医术	○	○	○	○	○	○
表现照顾与关怀	○	○	○	○	○	○
理解您的顾虑	○	○	○	○	○	○
提供明确的解释	○	○	○	○	○	○
您对此次看诊所接受的治疗有多满意?	○	○	○	○	○	○

护士(辅导/手术登记室/护理室)	非常满意	很满意	满意	差	非常差	不适用
有礼貌	○	○	○	○	○	○
用心聆听	○	○	○	○	○	○
展现专业的知识和护理技术	○	○	○	○	○	○
表现照顾与关怀	○	○	○	○	○	○
理解您的顾虑	○	○	○	○	○	○
提供明确的解释	○	○	○	○	○	○

门诊室助理(病人服务助理/护士)	非常满意	很满意	满意	差	非常差	不适用
有礼貌	○	○	○	○	○	○
用心聆听	○	○	○	○	○	○
表现照顾与关怀	○	○	○	○	○	○
提供明确的解释	○	○	○	○	○	○

您等待看诊的时间有多长?	少于30分钟	30分钟到1小时	1小时到2小时	超过2小时	
	○	○	○	○	○

您认为多长时间才是合理的等候看诊时间?	少于20分钟	少于30分钟	少于45分钟	少于1小时	
	○	○	○	○	○

药剂部

配药师	非常满意	很满意	满意	差	非常差	不适用
有礼貌	○	○	○	○	○	○
用心聆听	○	○	○	○	○	○
展现专业的知识与技能	○	○	○	○	○	○
表现照顾与关怀	○	○	○	○	○	○
理解您的顾虑	○	○	○	○	○	○
提供明确的解释	○	○	○	○	○	○

柜台服务员	非常满意	很满意	满意	差	非常差	不适用
有礼貌	○	○	○	○	○	○
提供明确的解释	○	○	○	○	○	○

其他综合治疗专业人士及支持服务领域

饮食与营养治疗师	非常满意	很满意	满意	差	非常差	不适用
有礼貌	○	○	○	○	○	○
用心聆听	○	○	○	○	○	○
展现专业的知识与技能	○	○	○	○	○	○
表现照顾与关怀	○	○	○	○	○	○
理解您的顾虑	○	○	○	○	○	○
提供明确的解释	○	○	○	○	○	○

化验室服务员	非常满意	很满意	满意	差	非常差	不适用
有礼貌	○	○	○	○	○	○
用心聆听	○	○	○	○	○	○
展现专业的知识与技能	○	○	○	○	○	○
表现照顾与关怀	○	○	○	○	○	○
理解您的顾虑	○	○	○	○	○	○
提供明确的解释	○	○	○	○	○	○

设施

	非常满意	很满意	满意	差	非常差	不适用
厕所清洁整齐	○	○	○	○	○	○
公共场所清洁	○	○	○	○	○	○
指示牌清楚，易于寻找方向	○	○	○	○	○	○

您对整体经历有多满意？	比预料中好	稍微比预料中好	中立	稍微比预料中差	比预料中很差
	○	○	○	○	○

您是否会推荐新加坡中央医院的服务给其他与您有同样病状的人？	强烈推荐	可能会推荐	中立	不太可能会推荐	不会推荐
	○	○	○	○	○

评论和建议

请您给予我们建议，以协助我们为您提供更完善的服务。

优质服务表扬

请告知我们任何服务态度令您满意并且您想要表扬的服务员。

新加坡中央医院优质服务奖提名——本人想要提名以下的服务员工：

服务员姓名：_____

服务员的工作部门：_____

请描述令您赞赏的举动：_____

请提供您的个人资料

病人姓名：_____

年龄组：

0～16 岁	17～19 岁	20～29 岁	30～39 岁	40～49 岁	50～59 岁
○	○	○	○	○	○

60～64 岁　65 岁以上

○　　　　○

性别：　　男性○　　　　女性○

地址：_____

电话号码：_____

看诊日期：_____　　上午○　　下午○

地点：_____　　私人○　　政府津贴○

您的姓名（如果您是病人的亲戚/朋友）：

请将此回应表格投入回应箱或者交给我们的工作人员。此外，您也可以将回应表格寄回给我们。

台湾长庚纪念医院住院患者满意度调查表

亲爱的病友：

　　您好！

　　本院为提高服务品质，尽请您利用几分钟的时间，填写这份问卷。 以下的问题，请您就本次住院的体验作答，若有不适用的题目，则请勾选"不清楚/未接触"栏；如非病人亲自填答者，请以病人的意见作答。 为了保护您的权益，本问卷将由专人处理，问卷内容均予保密。 感谢您宝贵的意见。

　　敬祝　健康愉快

长庚纪念医院　敬上

病人出院日期：　　　年　　　月　　　日

就诊院区：□基隆 □情人湖 □台北 □林口 □桃园 □云林 □嘉义 □高雄

等级：非常同意、同意、普通、不同意、很不同意、不清楚/未接触

医师服务

	非常同意	同意	普通	不同意	很不同意	不清楚/未接触
1. 医师注意倾听您的问题	☐	☐	☐	☐	☐	☐
2. 医师仔细诊察您的病情	☐	☐	☐	☐	☐	☐
3. 医师清楚地解释您的病情	☐	☐	☐	☐	☐	☐
4. 医师诊疗时尊重您的隐私	☐	☐	☐	☐	☐	☐
5. 医师清楚地说明对您的治疗计划（如进行哪些检查、治疗）	☐	☐	☐	☐	☐	☐
6. 当您觉得不舒服，医师能适当处理	☐	☐	☐	☐	☐	☐

7. 您的主治医师平时每天都到病房探视您

☐是　☐否　☐不清楚/忘记了

8. 若执行手术或侵入性处置，请回答以下问题。

8-1 医师执行前会亲自向您或家属说明吗？

☐是　☐否　☐不清楚/忘记了

8-2 手术前，医师会和您确认及标示手术部位吗？

☐是　☐否　☐不清楚/忘记了

护理服务

	非常同意	同意	普通	不同意	很不同意	不清楚/未接触
9. 护理人员对您的照护专业、细心	☐	☐	☐	☐	☐	☐
10. 护理人员态度和善有礼	☐	☐	☐	☐	☐	☐
11. 按呼叫铃后，护理人员能及时处理	☐	☐	☐	☐	☐	☐
12. 出院前，护理人员清楚地对您说明返家自我照护事宜	☐	☐	☐	☐	☐	☐

13. 护理人员每次给药或注射前确认过您的名字吗？

☐是　☐否☐不清楚/忘记了

14. 护理人员每次给药时是否说明了药物的作用和注意事项？

☐是　☐否☐不清楚/忘记了

15. 护理人员是否清楚地说明了安全防护措施（如预防跌倒、管道滑脱）？

☐是　☐否☐不清楚/忘记了

行政服务

	非常同意	同意	普通	不同意	很不同意	不清楚/未接触
16. 办理住、出院手续方便迅速	☐	☐	☐	☐	☐	☐
17. 办理住、出院手续时收费人员的服务态度和善有礼	☐	☐	☐	☐	☐	☐
18. 病房书记态度和善有礼	☐	☐	☐	☐	☐	☐
19. 接送检查或手术的转送人员态度和善有礼	☐	☐	☐	☐	☐	☐

综合评价

<table>
<tr><th></th><th>非常同意</th><th>同意</th><th>普通</th><th>不同意</th><th>很不同意</th><th>不清楚/未接触</th></tr>
<tr><td>20.整体来说,您对本院病房环境设施感觉如何?</td><td>□</td><td>□</td><td>□</td><td>□</td><td>□</td><td>□</td></tr>
</table>

若有不满意,是哪些方面不满意?_____

21.如有他人需要住院服务,您会推荐本院吗?　　　　　　　　　　□是　□否

22.如果要为本次住院经历打分,您会打几分(满分100分)?_____分

您认为本院住院服务,最需要加强的部分是什么?请于不满意的项目前的"□"内打"√",并详述之。

□医师服务

□护理服务

□行政服务

□环境设施

□其他

对于上述事项,如同意我们与您进一步联络,请留下您的联络资料:

姓名:_____ 电话:_____ 地址:_____

您的基本资料

1.本份问卷是由 □病人本人填写 □亲友代填

2.病人年龄 □18岁(含)以下 □19岁～39岁 □40岁～59岁 □60岁以上

3.病人性别 □男性 □女性

4.主要住院科别

内科 □一般内科 □胃肠肝胆科 □呼吸胸腔科 □血液肿瘤科 □肾脏科 □新陈代谢科

　　 □心脏内科 □风湿过敏科 □感染科 □其他

外科 □一般外科 □心脏外科 □神经外科 □小儿外科 □整形外科 □泌尿外科 □骨科

　　 □直肠外科 □外伤科 □其他

其他 □小儿内科 □家医科 □妇产科 □眼科 □耳鼻喉科 □牙科 □神经内科 □皮肤科

　　 □复健科 □疼痛科 □中医科 □其他

问卷填完后请交回护理站,或投入出院交费柜台或药局前问卷回收箱、院长信箱,或利用回邮信函寄回,谢谢。

员工满意度调查是医院服务调研的一种重要内容,医院要想对外提高竞争力,必须对内增强凝聚力。 如果要提高患者及其他健康需求者的满意度及忠诚度,首先要保证医院员工对医院的满意度和忠诚度,并且让员工理解忠诚的重要性。 因此,调研员工的想法、思想状况、工作态度、生活状况与意见十分必要。

医院员工满意度调查每年要进行1～2次,员工的满意度对医院管理和患者服务都有较大的影响,为了保证调查结果的准确性和公正性,每年最好委托第三方专业机构进行1次员工满意度调查。 员工满意度调查的结果要及时向员工进行反馈,正确的意

见和建议要积极地采纳和改进。避免员工满意度调查成为医院应付了事，员工发泄不满的机会，医院没有和员工沟通交流，没有真正去改进医院管理和改善医院服务。

科室现状调查问卷
——让我们聆听您的心声

亲爱的员工朋友：

您好！

为了进一步促进学科发展、提高科室管理水平、提升医疗质量和为患者服务的水平，请您用十分钟左右的时间来配合我们完成此次调查问卷。请您以在科室工作的亲身感受来回答以下问题，在相应的答案序号前的"□"内打"√"。您的意见和建议对科室未来的发展至关重要，此次调查问卷采用匿名方式进行，请您认真填写问卷，感谢您的积极参与和支持！

祝幸福快乐！

×× 医院

总体评价

	5 非常满意	4 很满意	3 满意	2 不满意	1 非常不满意
1.您对科室目前整体情况的满意度	□5	□4	□3	□2	□1
2.您对科室未来发展前景的期望值	□5	□4	□3	□2	□1

科室管理（科主任、护士长、治疗师长等）

	5 非常满意	4 很满意	3 满意	2 不满意	1 非常不满意
3.科室的整体管理水平	□5	□4	□3	□2	□1
4.科主任的管理能力	□5	□4	□3	□2	□1
5.护士长的管理能力	□5	□4	□3	□2	□1
6.治疗师长的管理能力	□5	□4	□3	□2	□1

专业技术（包括医生、护士、治疗师等）

	5 非常满意	4 很满意	3 满意	2 不满意	1 非常不满意
7.您认为科室患者的治疗效果	□5	□4	□3	□2	□1
8.医生的诊断治疗能力	□5	□4	□3	□2	□1
9.护士的护理操作技术	□5	□4	□3	□2	□1
10.治疗师的治疗操作技术	□5	□4	□3	□2	□1

患者服务

	5 非常满意	4 很满意	3 满意	2 不满意	1 非常不满意
11.您认为科室患者的满意度	□5	□4	□3	□2	□1

12. 科室的环境设施　　　　　　　　　　　　　□5　□4　□3　□2　□1

13. 员工的服务态度和行为　　　　　　　　　□5　□4　□3　□2　□1

14. 患者的就诊流程和治疗流程　　　　　　　□5　□4　□3　□2　□1

自身状况

　　　　　　　　　　5 非常满意　4 很满意　3 满意　2 不满意　1 非常不满意

15. 您对自己目前的工作状态的满意度　　　　□5　□4　□3　□2　□1

16. 您对自己未来的职业发展的期望值　　　　□5　□4　□3　□2　□1

17. 您认为最能够提高您工作积极性的方面是:(可多选)

□增加待遇　□职务或职称的晋升　□领导重视　□良好的工作环境　□进修、培训的机会

□挑战性的工作　□其他

员工心声

1. 您认为科室发展存在的优势和劣势是什么?

2. 您认为科室发展面临的机会和威胁是什么?

3. 您认为科室发展目前最需要解决的问题是哪些?

谢谢您的协助,祝您工作顺利!

　　相关单位满意度调查涉及的面比较广,问卷调查的内容也比较多,建议医院最好委托第三方专业机构进行满意度调查。 相关单位主要包括社区居民、客户单位、主管部门、保险机构和转诊单位等。

调查问卷发放单位及方式

　　满意度调查的单位主要可以分为部门科室、医院层面和专业的第三方机构。 医院与第三方专业机构共同进行满意度调查有很多的优势,不仅能够获得医院无法得到的经验,而且他们通常能以更客观的态度进行调查研究。 第三方专业机构的经验和客观的态度带来了更高的调查反馈率、更有效的调研结果以及对结果更具创造性的解释。

　　满意度调查的方法一般有现场调查、电话调查、邮寄问卷及电子邮件调查等。 每

种调查方法都有优点和不足，医院应该根据调查项目的具体情况灵活运用或者综合运用。 满意度调查分为抽样调查和普遍调查，抽样调查就是从某些特征的总体中抽选出一部分个体作为样本，通过样本观察其特性，以此推断整体的特性。 普遍调查即对全部个体进行观察取得资料，医院对满意度调查很少采取普遍调查的方法，因为普遍调查往往要耗费大量的人力、物力及时间才能完成。

现场调查是由医院和第三方机构的专业调查人员直接面对面访问受访者并当面询问问题，收集所需的资料。 也可以是专业调查人员将调查问卷交给受访者，并说明调查问卷填写方法后，将调查问卷留给受访者，让其自行填写，然后再收回调查问卷，以收集所需的问题。

电话调查就是专业调查人员按照数据库保存的患者的电话或者电话号码簿上的电话，采用随机抽样或者针对性地运用电话进行问卷调查的一种调查方式。 电话调查由于用途广泛、成本较低，目前运用非常普遍。

邮寄问卷及电子邮件问卷调查，简单地说，就是把满意度调查问卷设计妥当，通过邮寄方式或者电子邮件发送给潜在的受访者，并由其自行填写后寄回。 邮寄问卷及电子邮件问卷非常方便，不论远近，而且最适合于答题需要较长时间思考、样本量较大的情况。

调查对象筛选

由于医院满意度调查多采取抽样调查的方式进行，所以调查对象的筛选至关重要，选择符合条件的抽样调查对象，对医院服务的现状就有一个比较客观的判断。 患者满意度调查对象的选择尤为重要，患者问卷调查对象的基本条件是意识神志清醒、无精神障碍病史、能理解问卷内容、能配合完成调查。 避免选择的调查对象是患者正在睡觉、情绪激动、疼痛、病情危重、正在检查或治疗、手术前/后一天、住院三天以内等。 住院患者住院的时间太短，对医院情况了解不全面；住院时间太长，与医务人员建立了一定的感情，同样会影响正确的判断，这两类患者都应该特别注意。

满意度调查时间

对门/急诊患者在等候时间或者治疗时间进行满意度调查，患者的配合程度较高，避免在患者诊断、检查或者就诊结束准备离开医院的时间进行满意度调查。 住院患者满意度调查时间一般应安排在上午 10：30 以后或者下午上班以后，此时患者的治疗和检查基本完成，能够配合进行调查。 住院患者满意度调查的最佳时机是晚上 18：00—

20：00左右，是患者的休闲娱乐时间，并且大多数医务人员已经下班，患者和家属更能够保持开放的态度接受满意度调查。

调查问卷回收方式

不同的调查问卷回收方式也会影响患者对满意度调查的真实性，因为我国民众大多数人都不愿意直接地表达对医院和医务人员的不满情绪，除非是忍无可忍的状态。专业调查人员应根据医院和科室的实际情况分别采取立即回收和延时回收的方式。 回收调查问卷时应该避免所调查科室的工作人员参与，因为大多数患者都希望自己所回答的问题和提出的意见、建议能够被保密。

医院在采取意见簿和意见箱收集患者的意见和建议时，应该定期进行意见回收和意见反馈，让患者和员工的意见、建议反馈的渠道畅通。 邮寄回收和邮件回收的回收率相对偏低，医院或者第三方专门调查人员应当采取一些有效的办法来鼓励调查问卷的回收。 对积极参与调查问卷的患者和员工，可以以赠送小礼物或者参加抽奖活动等方式作为酬谢。

满意度调查报告

满意度调查报告是对所有的调查问卷进行汇总分析，得出有意义的结论，这些都是医院优质服务体系建设决策的依据。 需要说明的是，资料和信息的不同在于：资料是原始事实未经提炼过的聚集，而信息则是经过选择并组织好的事实。 好的资料能够转变成有意义的信息，帮助医院管理者做出正确的战略性决策。

得出的满意度调查报告尽量用数据、图形、图片等方式进行表达，这样的满意度调查报告将会更容易被理解。 一般说来，满意度调查报告应清晰地阐述下列问题：满意度调查的目的或者主要想解决的问题，满意度调查问卷程序，调查样本的特征，定性或者定量的调查结果，清晰地陈述调查结果，满意度调查结果的含义，建议实施医院优质服务体系建设的方案等。

✤ 焦点会议

焦点会议是访谈方式的一种，就是采用小型座谈会的形式，由一个经过训练的主持人以一种无结构、自然的形式与一个小组具有代表性的患者及家属交谈。

焦点会议可以当面听取被调查对象的意见和建议，能够看到被调查对象的反应，最适合需要受访者深入讨论的情况。焦点会议是以请教姿态直接探求被调查对象的意见，是医院服务调研采用最广泛的一种方式。

陆圣烈院长每个季度都要在新加坡亚历山大医院召开患者批判大会，每个季度都会邀请10～20位对医院服务不满，甚至是投诉的患者来医院进行深入的沟通交流。医院院长亲自主持会议，以圆桌会议的形式进行，而医院所有的管理者坐在圆桌的后边仔细地倾听患者的意见、建议，甚至是毫不留情地批评和指责。

医院为了感谢患者能够直接提出尖锐的意见和建议，专门邀请患者共进午餐或者赠送礼物，并在征得患者同意的情况下，将患者说的话经过技术处理后录制下来，在医院培训员工的时候使用，让员工听听患者的不满和抱怨。

焦点会议的召开需要有一个轻松、安全的环境，这样的话患者才愿意将自己心中最真实的想法和感受说出来。会议的主持人要善于发现现场的意见领袖，他们具有一定的人格魅力，乐于表达自己的想法。一旦意见领袖开始发言以后，其他的患者就会打开心扉，痛快地倾诉自己在医院所有的遭遇，这样才能让医院真正地了解目前服务中存在的问题。

焦点会议要把握一些基本的原则：不存在不正确的意见，你怎么认为就怎么说，只要你说出真心话；你的意见代表着其他很多像你一样的患者的意见，所以很重要；认真听取别人的意见，不允许嘲笑或贬低；不要互相议论，应该依次大声说出。

医院工休座谈会的主要目的是征求患者及家属的意见和建议，解决患者的相关问题，从而提高医疗服务质量，为患者提供更好的医疗服务。要想让工休座谈会达到理想的效果，需要进行会议策划和模拟演练，例如会议对象的邀请、会议场所的布置、会议议程的安排等细节都需要精心地设计，让参加座谈的患者和家属能够真正地发表自己的意见和建议。

⚜ 神秘患者

　　神秘患者是由经过严格培训的调查员，在规定或指定的时间里扮演成患者，对事先设计的一系列问题逐一进行评估或评定的一种商业调查方式。神秘患者这种调查方法主要借鉴于企业的神秘访客，神秘访客也称影子顾客，由跨国公司如肯德基、诺基亚等引入我国。神秘患者需要通过专业的培训，熟悉医院的服务标准，在医院进行服务调研时能够做到"来无影，去无踪"，对医院服务的评价真正能够做到真实、专业和客观。

　　麦当劳有一种叫作"神秘顾客"的检查制度。每月"神秘顾客"都会去各个餐厅考察食品是否卫生、可口，服务是否用心、到位，管理是否规范、严格，并以打分上报的形式来考核餐厅工作人员的服务水平。

　　麦当劳也采用地区督导检查制度，在某些麦当劳餐厅中，有时会看见这样的人，他要了一个汉堡包、一袋炸薯条、一杯热咖啡和一盒香酥鸡后，找一个座位坐下来，并不急用餐。他表情严肃地将一个个食品拿起来仔细地端详，看看调味酱是否合口味，包装是否符合标准，汉堡包中的肉饼烧烤的程度和颜色是否恰到好处。然后，把食品一点点放进口中，考察食品是否新鲜，温度是否合适，味道好不好。他一边用舌头考察食品，一边用眼睛扫视着大厅的每个角落，查看地板、天花板、照明器具、墙壁、桌椅是否清洁卫生。

　　之后，他从口袋里掏出一只秒表，开始计算柜台服务员为顾客服务的速度。等全部视察完毕后，他找到副经理，将刚才视察的结果说给副经理听，将需要改进的地方提出来。麦当劳这种检查平时营业状态的方法被称为"神秘顾客"制度。

　　新加坡亚历山大医院通过一种叫"卧底病人"制度，来了解医院服务的真实情况。医院的"卧底病人"由医院院长亲自挑选，只有医院的少数高层领导知道，其实"卧底病人"就是医院真实的门诊患者或者住院患者。医院选定"卧底病人"后，由医院的高层领导简单地告知需要观察的内容和环节，以患者亲身的感受来进行评价。患者出院以后要向医院的高层管理者进行口头报告或者书面报告，医院根据患者报告的情况，给予一定的门诊或住院费用的优惠以奖励患者的付出。

北京 19 家三级医院院长曾经分别到其他医院扮作普通患者，亲身体验就诊过

程，感受到看病确实"难"。 北京安贞医院院长张兆光特意挑了一家全国大名鼎鼎的医院。 让他郁闷的是，一大早就到了这家医院，转了半天愣是没找着挂号处。好不容易根据导医的指引找到了挂号处，又被眼前人山人海的场景吓了一跳。 张兆光本想挂的内分泌科早就没有号了，他只好选择了骨科。 两个多小时的等待换来了六七分钟的问诊，而超声检查直接就预约到一个星期之后了。 张兆光总结了一下：看一次病至少要排4次队，挂号、拿药、检查得交4次费。

北京回龙观医院院长杨甫德在一家三甲专科医院就诊时掐表计时，从他排队挂号到离开医院共用了7个小时，其中绝大部分时间都在等待，真正看病也就20分钟，看病时间只占整个就诊过程的4.9%，其余95.1%的时间他都在排队等候。他说："看病等候过程漫长而就诊时间短暂，是我这次体验最大的感受。"

北京积水潭医院院长田伟说："当了一天'患者'，才真正体会到患者看病有多难。 看一次病至少要排4次队，前后没3个小时还真下不来，可真正看病的时间只有10来分钟。"原北京市卫生局局长方来英说："北京组织'院长当一天患者'活动的目的是要求院长们换位思考，站在普通患者的角度去了解看病难的问题，让院长们亲身体会普通患者有多么不容易，为今后医院的医疗卫生改革做充分准备。"

☘ 服务扫描

服务扫描是指现场观察，即由专业调查人员携带设备在调查现场，直接从旁边观察，收集所需的资料。 现场观察实际就是客观了解，因此，有效地利用各种辅助工具如小型录音笔、计算器、照相机、摄像机等，成为现场观察成功与否的关键。 服务调研的现场观察一般主要观察医院环境、员工行为和服务流程等。

医院环境观察

医院环境观察主要是看环境是否干净、整洁。 医院的办公区域需要观察办公桌椅、文件柜、办公用品、办公电器等。 病区的治疗区域需要观察药品、耗材、护理用品、仪器、设备、耗材等。 医生、护士的休息区域需要观察值班室（床上用品、生活设施）和更衣间（衣裤、鞋子）等。 病房需要观察床单（含输液轨、医用隔帘等）、床头柜、储物柜、卫生间等。 库房需要观察药品耗材和物资用品等。

医院的公共区域需要观察宣传资料、绿色植物、意见箱、热水器、垃圾桶、光线、通风、色彩、声音和无障碍设施等。 医院的公共卫生间需要观察蹲位、马桶、洗手装置和通风系统等。

员工行为观察

现场观察员工行为主要包括观察员工的仪容仪表、职业着装、口头语言、身体语言等。 在临床科室早会交班时，主要观察医生、护士的仪容仪表、职业着装、精神状态，员工见面是否问候。 临床查房时观察员工行为的重点是医生、护士查房时所站立的位置，与患者见面时是否主动问候，是否面带微笑，是否有眼神交流，是否握手示意，是否有恰当的身体接触等。 医生与护士给患者进行治疗处置时服务行为和专业技术是否符合医院的标准和规范。

服务流程观察

医院服务主要包括六大流程，分别是核心流程、关键流程、保障流程、服务流程、电子商务流程和沟通流程。 从以患者为中心的服务角度来看，现代医院的流程又分为"三大类十八项"系列流程，这"三大类十八项"系列流程涵盖了任何级别医院的服务流程。 医疗核心流程：门诊患者就诊流程、患者急诊急救流程、患者住院诊疗流程、临床患者护理流程、患者辅助检查流程、药品供应监控流程。 医院服务调研需要现场观察的主要是门/急诊患者和住院患者在诊疗和护理过程中的服务流程，观察的重点是医院服务是否具有连续性和协调性，医院在服务中是否存在资源浪费的现象。

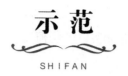

SHIFAN

门/急诊患者满意度调查问卷
——让我们聆听您的声音

尊敬的患者朋友:

您好!

感谢您来到我院就医! 为了进一步提高医院的服务水平,提升医疗质量和保障患者安全,请您用五分钟左右的时间来配合我们完成此次调查问卷。 请您根据本次就诊的亲身感受来回答以下问题,在相应的答案序号前的"□"中打"√"。 为了保护您的权益,本调查问卷将由专人保管处理,问卷内容予以保密。 感谢您的宝贵意见!

祝健康愉快!

××医院

自身感受

	5非常满意	4很满意	3满意	2不满意	1非常不满意	0不清楚/未接触
1.您对本次门诊就诊的总体满意程度	□5	□4	□3	□2	□1	□0
2.您认为门诊各部门之间的协调程度	□5	□4	□3	□2	□1	□0
3.指示牌清楚,便于找到您想到达的地方	□5	□4	□3	□2	□1	□0
4.医院整体环境干净整洁	□5	□4	□3	□2	□1	□0
5.窗口服务人员态度亲切,说话客气	□5	□4	□3	□2	□1	□0

医疗服务(包括医生、护士、康复治疗师等)

	5非常满意	4很满意	3满意	2不满意	1非常不满意	0不清楚/未接触
6.态度亲切,说话客气	□5	□4	□3	□2	□1	□0
7.认真倾听,耐心解释	□5	□4	□3	□2	□1	□0
8.具备专业知识,操作技术熟练	□5	□4	□3	□2	□1	□0
9.确认您的姓名和说明治疗目的	□5	□4	□3	□2	□1	□0

辅助检查(包括检验、超声、心电图、放射、CT、磁共振、病理等)

	5非常满意	4很满意	3满意	2不满意	1非常不满意	0不清楚/未接触
10.态度亲切,说话客气	□5	□4	□3	□2	□1	□0

11. 具备专业知识和操作技术熟练　　　　　□5　□4　□3　□2　□1　0

12. 在检查前确认姓名、检查部位和项目　　□是　□否　□不清楚/忘记了

13. 告知等候检查的大约时间和领取报告的方式、时间　　□是　□否　□不清楚/忘记了

评价建议

您认为本次住院过程中,最需要改进和提升的部门或个人是＿＿？请在相应项目前的"□"中打"√",并详细阐述您的意见和建议。

□环境设施　　　□窗口服务　　　□医疗服务　　　□辅助检查

表扬赞赏

请告诉我们令您满意的服务态度和行为及希望表扬的员工。

员工姓名:＿＿＿＿＿工作岗位:＿＿＿＿＿＿＿＿＿＿

请描述令您表扬和赞赏的具体行为:＿＿＿＿＿＿＿＿＿＿＿＿＿＿＿＿＿＿＿＿＿

＿＿＿＿＿＿＿＿＿＿＿＿＿＿＿＿＿＿＿＿＿＿＿＿＿＿＿＿＿＿＿＿＿＿＿＿＿＿＿

您的资料

1. 您此次来本院门诊就医,主要考虑的因素有:(可以多选)

□就近方便　　□医院名气　　□技术水平　　□知名专家　　□先进设备

□服务态度　　□收费合理　　□医院熟人　　□医院环境　　□其他

2. 您是否会推荐自己的亲人、朋友、熟人到我院看病?

□强烈推荐　　□可能推荐　　□不主动推荐□不太会推荐□肯定不推荐

3. 患者性别:□男性　　　□女性

4. 患者年龄:□18 岁(含)以下　　□19～39 岁　　□40～59 岁　　□60 岁以上

谢谢您的协助,祝您健康平安!

住院患者满意度调查问卷
——让我们聆听您的声音

尊敬的患者朋友:

　　您好!

　　感谢您来到我院就医! 为了进一步提高医院的服务水平,提升医疗质量和保障患者安全,请您用十分钟左右的时间来配合我们完成此次调查问卷。 请您根据本次就诊的亲身感受来回答以下问题,在相应的答案序号前的"□"中打"√"。 为了保护您的权益,本调查问卷将由专人保管处理,问卷内容予以保密。 感谢您的宝贵意见!

　　祝健康愉快!

×× 医院

总体感受

5 非常满意　4 很满意　3 满意　2 不满意　　1 非常不满意　　0 不清楚/未接触

1. 您对本次住院的总体满意程度 □5 □4 □3 □2 □1 □0
2. 您认为医院各部门之间的协调程度 □5 □4 □3 □2 □1 □0

环境设施

5 非常满意　4 很满意　3 满意　2 不满意　　1 非常不满意　　0 不清楚/未接触

3. 指示牌清楚,便于找到您想到达的地方 □5 □4 □3 □2 □1 □0
4. 医院整体环境干净整洁 □5 □4 □3 □2 □1 □0
5. 厕所卫生干净,无异味 □5 □4 □3 □2 □1 □0
6. 乘坐电梯和行走方便,无障碍 □5 □4 □3 □2 □1 □0
7. 就餐和购买生活用品方便 □5 □4 □3 □2 □1 □0

窗口服务（包括导医、咨询、挂号、收费等）

5 非常满意　4 很满意　3 满意　2 不满意　　1 非常不满意　　0 不清楚/未接触

8. 窗口服务人员态度亲切 □5 □4 □3 □2 □1 □0
9. 窗口服务人员说话客气 □5 □4 □3 □2 □1 □0
10. 窗口服务人员动作迅速 □5 □4 □3 □2 □1 □0

医生服务

5 非常满意　4 很满意　3 满意　2 不满意　　1 非常不满意　　0 不清楚/未接触

11. 医生注意倾听您的问题 □5 □4 □3 □2 □1 □0
12. 医生仔细检查您的身体 □5 □4 □3 □2 □1 □0
13. 医生清楚地解释您的病情 □5 □4 □3 □2 □1 □0
14. 医生详细地说明您的治疗方案(如检查、药物、手术、治疗等方面)

□5 □4 □3 □2 □1 □0

15. 当您反映不舒服时,医生能及时处理 □5 □4 □3 □2 □1 □0
16. 主管医生每天都到病房查看询问 □是 □否 □不清楚/忘记了

护士服务

5 非常满意　4 很满意　3 满意　2 不满意　　1 非常不满意　　0 不清楚/未接触

17. 护士态度亲切,说话客气 □5 □4 □3 □2 □1 □0
18. 护士生活照顾和治疗操作专业细心 □5 □4 □3 □2 □1 □0
19. 按床旁呼叫铃后,护士能及时处理 □5 □4 □3 □2 □1 □0
20. 护士每次打针或输液前确认您的名字 □是 □否 □不清楚/忘记了
21. 护士每次用药时告知药物作用和注意事项 □是 □否 □不清楚/忘记了

22.护士清楚地说明安全防护措施(如预防跌倒、管道滑落)　□是　□否　□不清楚/忘记了

康复治疗师

　　　　　　　　　5 非常满意　4 很满意　3 满意　2 不满意　1 非常不满意　0 不清楚/未接触

23.治疗师态度亲切,说话客气　　　　　　　　　□5　□4　□3　□2　□1　□0

24.治疗师操作动作专业　　　　　　　　　　　□5　□4　□3　□2　□1　□0

25.治疗师在操作前核对姓名和治疗方法　　　　□是　□否　□不清楚/忘记了

26.治疗师在操作前进行相关的身体检查　　　　□是　□否　□不清楚/忘记了

27.治疗师在操作中要求您进行配合　　　　　　□是　□否　□不清楚/忘记了

28.治疗师在操作后告知您注意事项　　　　　　□是　□否　□不清楚/忘记了

辅助检查(包括检验、超声、心电图、放射、ＣＴ、磁共振、病理等)

　　　　　　　　　5 非常满意　4 很满意　3 满意　2 不满意　1 非常不满意　0 不清楚/未接触

29.辅助检查医生态度亲切,说话客气　　　　　□5　□4　□3　□2　□1　□0

30.辅助检查医生检查时动作专业　　　　　　　□5　□4　□3　□2　□1　□0

31.辅助检查医生在检查前确认姓名和检查部位　□是　□否　□不清楚/忘记了

32.告知等候检查的大约时间和领取报告的方式、时间　□是　□否　□不清楚/忘记了

33.说明相关检查后需要注意的事项　　　　　　□是　□否　□不清楚/忘记了

药房服务

　　　　　　　　　5 非常满意　4 很满意　3 满意　2 不满意　1 非常不满意　0 不清楚/未接触

34.药剂师态度亲切　　　　　　　　　　　　　□5　□4　□3　□2　□1　□0

35.药剂师说话客气　　　　　　　　　　　　　□5　□4　□3　□2　□1　□0

36.药剂师发药时确认您的姓名　　　　　　　　□是　□否　□不清楚/忘记了

37.药剂师告知药物的使用方法和注意事项　　　□是　□否　□不清楚/忘记了

38.药剂师说明药物的作用和副作用　　　　　　□是　□否　□不清楚/忘记了

后勤服务(包括保安、保洁、餐厅、维修、司机等)

　　　　　　　　　5 非常满意　4 很满意　3 满意　2 不满意　1 非常不满意　0 不清楚/未接触

39.后勤服务人员态度亲切　　　　　　　　　　□5　□4　□3　□2　□1　□0

40.后勤服务人员说话客气　　　　　　　　　　□5　□4　□3　□2　□1　□0

41.后勤服务人员动作迅速　　　　　　　　　　□5　□4　□3　□2　□1　□0

评价建议

　　您认为在本次住院过程中,最需要改进和提升的部门或个人是＿＿＿?请在相应的项目前的"□"打"√",并详细阐述您的意见和建议。

　　□环境设施　　　□窗口服务　　□医生服务　　□护士服务

□康复治疗师　□辅助检查　□药房服务　□后勤服务

□其他

（具体意见和建议请写在背页）

表扬赞赏

请告诉我们令您满意的服务态度和行为及希望表扬的员工。

员工姓名：＿＿＿＿＿＿＿　工作岗位：＿＿＿＿＿＿＿＿＿＿＿＿＿

请描述令您表扬和赞赏的具体行为：＿＿＿＿＿＿＿＿＿＿＿＿＿＿＿＿＿

＿＿＿＿＿＿＿＿＿＿＿＿＿＿＿＿＿＿＿＿＿＿＿＿＿＿＿＿＿＿＿＿＿＿

＿＿＿＿＿＿＿＿＿＿＿＿＿＿＿＿＿＿＿＿＿＿＿＿＿＿＿＿＿＿＿＿＿＿

您的资料

1.您此次来本院住院就医，主要考虑的因素有：（可以多选）

□就近方便　□医院名气　□技术水平　□知名专家　□先进设备

□服务态度　□收费合理　□医院熟人　□医院环境　□其他

2.您是否会推荐自己的亲人、朋友、熟人到我院看病？

□强烈推荐　□可能推荐　□不主动推荐　□不太会推荐　□肯定不推荐

3.本调查问卷是由谁填写：

□患者本人　□家属代填

4.患者性别：□男性　□女性

5.患者年龄：□18 岁（含）以下　□19～39 岁　□40～59 岁　□60 岁以上

问卷回收

1.可以将调查问卷直接交回调查人员

2.可以将调查问卷投入病区意见箱

3.可以将调查问卷邮寄给医院院长

谢谢您的协助,祝您健康平安!

第 5 章
美化医院服务环境

医院优质服务的推进应当遵循先易后难的原则，改变从最容易的事情开始，这样做首先可以降低改革的难度；其次是容易的事情改变以后，让员工产生成就感；最后是先从容易的事情开始改变，有利于总结成功的经验。医院的环境是最容易改变的，医院的环境改变以后，患者、家属、员工都能够立即感受到变化。

✤ 明显的标识导向

医院是一个特别的公共场所，人流量比较大，人群比较特殊。患者、家属来到医院，都希望在最短的时间内找到要去的地方。特别是在夜间急诊的时候，导诊台、窗口前、走廊上等地方，可能都找不到可以询问的医院工作人员，这时候医院明显的标识导向就显得尤其重要。

我在一家医院进行"优质服务体系建设"项目辅导的时候，医院院长给我们讲了一个他遇见的案例。

一天凌晨一点钟左右，他正在家里睡觉的时候，突然接到一个老患者的电话，医院院长一看来电显示，心想："糟糕，是不是这位老患者的心脏病发作了！"当他接起电话一听，让他哭笑不得。原来是当天凌晨，这位老患者陪同感冒发烧的老伴到医院看急诊，看完病以后在医院的门诊转悠了几圈，都找不到从哪里离开医院。

医院院长仔细询问了一下原因，原来是医院门诊正在装修，装修工人为了防止装修材料夜间被盗，就直接将平时患者经常进出的一道大门锁上了。由于夜间没有工作人员指引，而另外一道患者可以出入的大门也没有明显的标识导向，所以就导致老年患者进入医院以后，无法找到离开医院的大门。

医院院长明白过来是怎么回事以后，立即告诉这位患者："您不要着急，站在那里原地不动，我马上给值班的保安打电话，让他把您带出去。"

我国很多医院的标识导向系统多是由广告公司设计和制作，较少考虑医院环境的特殊性和部分患者的特殊需求。医院的标识导向系统，应该由对医院服务流程和患者需求都比较熟悉的专业公司进行设计，医院在指定的广告公司进行统一的制作，还应当有专门的部门派专门的人员定期维护和管理。医院的标识导向系统的设计和制作，还应当充分考虑夜间急诊患者就诊时能得到明确指引。

医院识别系统

医院识别系统是医院服务体系建设和医院文化建设的重要组成部分。医院标识导向系统是医院识别系统的内容之一，在理解医院标识导向系统以前，首先要简要地了解一下医院识别系统。

医院识别系统即医院 CIS，是指医院通过系统分析和整合规划，提炼明确、清晰的文化理念，再将这些抽象的理念转化为易被患者、家属、员工和社会大众感知并认同的视觉识别和行为规范。

医院识别系统主要由理念识别（MI）、行为识别（BI）、视觉识别（VI）和标识导向（SI）等四个部分有机整合的子系统组成。在医院识别系统中，理念识别（MI）和行为识别（BI）更多承载的是医院的文化和理念等无形的资产，而视觉识别（VI）和标识导向（SI）则更多展示的是医院的品牌和形象，能够给患者、家属带来有形的视觉效果。

医院的视觉识别（VI）设计主要由医院标志、标准字体、标准颜色组合构成，其中医院标志尤为重要。医院标志（又称院徽或 Logo）作为医院识别符号，是医院品牌形象的灵魂，它以直观、形象、不受文字束缚的视觉传达方式，将医院的定位、经营理念、医院文化、服务特色和品质特征等要素传递给社会公众。医院标志所承载的不仅是造型优美的图案与创意，更是医院形象、信誉、品质的结合与浓缩。

目前，我国部分医院在设计医院标志的时候，很难逃脱红十字、和平鸽、橄榄枝、蛇杖等传统的医院特征性图案，缺乏差异化和识别性。医院在视觉识别系统的设计以前，应当与设计公司进行深入的沟通和交流，要让设计公司深入地了解、提炼或调整医院的文化和理念。 只有当设计公司的创作人员深入地了解医院的文化和理念，明白医院想表达的意图后，在设计医院的视觉识别系统时，才能充分地展示、挖掘医院的文化和理念。

国外一家妇产医院的标志设计，有比较明显的特色和深刻的含义。 标志为一个大大的 B 字母图形，B 字母既代表英文宝贝的含义，在字母的组成上还隐约可以看到一位母亲和孩子的头像，连接母亲和孩子的是一根脐带和心状的图形。

从这个简洁、明了的医院标志，我们能立即联想到一家专业、温馨、关怀、人文的妇产医院。 从医院标志的图形组合中，我们可以看到母亲和孩子相拥而立的场景，感受到这家妇产医院对母亲和孩子的关爱。

医院环境中涉及的各种办公用品和医疗用品无处不在，它是医院一切日常工作之必备，也是医院品牌形象最好的载体，是传达医院品牌信息最基本、最广泛的应用项目。

具有良好品牌形象的医院，其办公用品、医疗用品一定是标准、规范、富有个性的。 它与外界零距离地接触，既具有办公上的实用功能，又具有视觉识别功能。 规范的办公用品、医疗用品，对内让医院员工具有责任感和荣誉感，对外给患者、家属和来访者展现统一、整齐和正规形象的画面，随时随地传播医院的品牌形象。

黑龙江一家医院不但设计了医院的标志，还专门设计了一个吉祥物，这个吉祥物就是啄木鸟。 啄木鸟在我们小学的课本里面被称为"树木的医生"，它给树木啄取害虫，非常专业和勤恳。

将啄木鸟"医生"这个形象生动、显而易见的"大众人物"作为医院的吉祥物是一个比较成功的案例，寓意着医院的医生和护士在给患者诊断、治疗疾病时，和啄木鸟同样的专业和勤恳。

医院标识导向系统

明显的医院标识导向系统能帮助患者、家属和来访者快速、自主地到达目的地，帮助患者、家属和来访者解读医院空间，起到指引者的作用。 因此，我们可以将医院的标识导向系统当成医院空间的说明书。 医院标识导向系统专注于深层次的概念和信息传达的准确性。 合理的医院标识导向系统不但可以让人们少走弯路，而且可以赋予医院建筑物和场地独特的视觉识别性。

新加坡中央医院是新加坡最大的医院，床位数约 2000 张。 医院为了能让患者、家属和来访者在偌大的院区以最短的时间找到要到达的地方，可以说是想尽了一切办法。

刚走到医院大门口的时候，显眼的区域摆放了一个医院全景的沙盘模型，沙盘模型的旁边还配有用不同颜色分区的医院地图。当你第一次来到新加坡中央医院的时候，看完沙盘模型后，你就可以带上一张医院地图，去寻找将要到达的地方。

医院里面的每一栋大楼外墙都是用不同的、鲜艳的色彩来区别，并且在到达大楼的不同方向的墙上都标记有这栋大楼号码的大大的阿拉伯数字，数字的颜色与大楼外墙的颜色形成明显的区别，非常显眼。

当我们走进大楼以后，会发现在走廊的交叉处有色彩各异的指示牌，在急诊区域和门诊的一些特殊的地方，地面上还有颜色不同的脚印直接将我们带到要到达的地方。

住院病区的病房门牌标识也非常清楚和显眼，每一个病床的床头牌也进行了精心的设计。医院的员工一走进病房就能够看到床头牌上患者大大的名字，医院里的每一位员工进入病房以后，都能亲切地叫出患者的名字，让患者在医院感受到亲人般的温暖。

医院的标识导向系统主要分为一级标识、二级标识、三级标识和其他标识等四种。

医院一级标识主要是指户外标识。医院院区总索引标识、指引标识或位置标识，可以协助使用者清楚整个医院院区的建筑分布，以便自主选择行动的路线，快速到达急诊楼、门诊楼、住院楼等功能不同的建筑。

医院二级标识主要是指医院建筑内部的索引和指引标识。索引标识通过地图、图表等描述空间内设施的分布情况，帮助使用者对整体空间有所了解。指引标识指示前往各主要设施或区域的方向信息，通常是通过箭头和地名结合的方式表达。

医院三级标识是指位置标识，也称为目的地标识。它标明道路、设施的名称，是最基本的标识信息。

其他标识一般有说明类标识和警示类标识。说明类标识即对空间内任何相关信息进行说明。比如医院设施说明、就诊流程说明等。警示类标识包括警告、提醒、推荐等对行为进行规范性标识。

住院病区医生、护士的简介对于住院治疗的患者来讲也是比较重要的。因为他们可以通过简介来了解给自己诊断、治疗疾病的医生、护士，这样有利于建立医生、护士和患者、家属之间的信任关系。 我国住院病区医生、护士的简介,大多是单独的医生、护士的介绍,包括职称、学历、专业特长、学术水平等内容,主要体现的是个人能力和水平。 而在新加坡的医院住院病区医生、护士的介绍多是以团队的形式出现,介绍更多的是医疗团队的主要特色和成就。

患者在医院住院,不但要治疗疾病,还要在医院生活。 患者、家属到了一个陌生的环境,需要有医疗流程、注意事项等详细介绍生活指南的资料,可以是纸质的资料,也可以是视频资料。 患者住院治疗期间和出院以后,需要了解许多与疾病相关的知识,例如药物的使用、饮食的调整、适度的运动、戒烟限酒等诸多的健康知识,医院应当提供一定数量和信息的健康教育资料,同样可以包括墙上的宣传资料、单页的资料和视频资料等。

医院的网站和微信等新媒体,在患者就医前也能起到良好的品牌宣传和就诊导向作用。 现在,相当比例的患者在患上某种疾病以后,首先做的第一件事情就是上网搜索相关资料和查询医院的情况。 我国大部分的民营医院将网络宣传运用得淋漓尽致,甚至有点儿过度宣传或者虚假宣传。 而大部分的公立医院却恰恰相反,医院的网站基本上是处于"僵尸"状态,在网上搜索时很难找到,即使找到医院网站,发现发布的信息都是几年前的资料。

✤ 温馨的就医环境

医院的环境一般主要分成几个区域,公共区域(例如走道、电梯间、楼梯间、卫生间等)、诊疗区域(例如诊断室、检查室、治疗室、手术室等)、员工办公休息区域、住院病房、窗口区域(例如服务台、候诊区、收费区等)。 医院环境在不同的区域有不同的功能,在建设、装修或改造的时候,要根据不同的功能需求,进行精心的设计。

环境感观要素

良好的医院环境能够给患者、家属带来一个好的第一印象,在病人看到医院的那一刻,治疗就已经开始了。 我国的医院大多数都设计得比较具有明显的医院特征,医院墙体的颜色是白色的,医院的床单、被套是白色的,医务人员的工作服也是白色的。 白色最开始用于医院，是代表干净和整洁的意思。 另外，白色的物品用在医院，一旦弄脏了，就立马能够发现，便于及时清洗。 但是白色的东西见多了以后，就会让人感到恐惧和害怕！

我们去国外医院参观、学习，就发现医院慢慢地改变了传统的样子，已经变得和宾馆、酒店、商场一样，甚至变成游乐园的模样。 其实医院的装修和设计应该要让患者、家属和医院员工感受到温馨和舒适。

我们小时候恐怕都有同样的经历，医院药品的气味、戴口罩的医生和护士，这些简直都是噩梦般的存在。 为了消除小朋友们看病时的恐惧感，国外很多儿童医院动足了脑筋，让看病的小朋友感觉像是进了游乐场！

可能在我们的印象中，医院就是严肃、冷冰冰的样子，这也是孩子总是害怕去医院的原因。 而在这样美丽、可爱、温暖的医院环境中，孩子能在治疗时保持像去逛游乐园一样放松、愉悦的好心情，"好心情能治愈一切"……这里有着一种可以减轻病痛的魔力，设计师运用宝宝们喜欢的元素，墙上的绘画五颜六色，非常接近在幼儿园的氛围，还有各种各样宝宝们喜欢的动物模型，不知道的还以为是到了儿童游乐园呢。

国外一家儿童医院外面看起来就像是幼儿园，在医院的 CT 和 MRI 影像扫描设备上，分别是海盗船主题和深海潜水艇主题的绘画。 医院的电梯按钮大得有点儿夸张，能够很快吸引小孩子好奇的目光。 患儿在住院输液时，可以将输液的瓶子挂在一个配有输液架的自行车上，患儿可以一边输液，一边骑着自行车玩耍。保洁公司在为儿童医院擦窗户时，安排工作人员装扮成蜘蛛侠、超人等英雄形象，让每一个楼层的孩子们见到以后都激动不已。

医院环境在建设和装修的时候，要充分考虑对患者、家属和员工的人文关怀。 需要考虑色彩的选择、照明的方式、室内的温度和湿度、通风的效果、噪声的大小等诸多的环境感观因素。

我到浙江省丽水市中心医院参访调研时，非常有幸地得到了医院韦铁民院长的热情接待，他专门用半天的时间带领我们一行参观医院的建筑和装修设计，详细地讲解了医院的环境如何体现对患者和员工的人文关怀。

韦铁民院长对医院装修的色彩选择和灯光照明有着非常深入的研究，曾多次在全国的医院建设大会上进行交流，得到了医院建筑专家和医院管理专家的一致好评。 韦铁民院长用了十余年的时间，收集和整理了国内外医院的大量案例进行总结后，发现国内医院装修色彩运用较艳丽、单调，缺乏想象力，而国外医院建筑装修色彩运用比较丰富。

参访医院时，我发现医院很多地方的灯光照明使用都是独具匠心，有两处的运用让我记忆深刻。 一处是病房的床顶灯，采用的弧形灯槽来照明。 因为患者住院期间，可能较多的时间躺在病床上治疗，病房的照明要避免灯光直接照射刺激患者的眼睛。 弧形灯槽的好处在于，既避免了灯光直接照射刺激患者的眼睛，又避免了磨砂玻璃灯罩使用时间长以后，灰尘的附着导致照明效果不良。 还有一处是病区治疗室操作台的灯光照明设计，直接在治疗室操作台上方一米左右加装一组灯光专门用于治疗操作。 而大部分医院的治疗室操作台都是使用屋顶的灯光照明。屋顶灯光照明的缺点在于，护士站立的时候可能挡住一部分光线，还有就是灯光离操作台太远，可能导致照明不佳。

医院绿化装饰

医院的绿化和装饰也能给患者的心理带来较大的影响，医院的公共区域和病房里面，应该摆放什么样的植物，墙上应该设计什么样的图案，都需要精心地考虑和布置。

在一家民营的专门治疗乳腺病医院的墙上，随处可见维纳斯雕像的装饰品。我询问医院的董事长是什么原因，他回答道："我们希望来我们医院的病人，从这里出去以后，都能像维纳斯一样性感和美丽。"我问医院的董事长："你们乳腺病医院一般都是些什么病人来就诊和住院？"医院董事长回答道："大多是乳房先天发育不良的、双侧乳房不对称的、乳腺有包块，甚至是患乳腺癌的病人。"

医院董事长在和我们的一问一答中，突然明白了一个道理。 不管医院有多么高超的医疗技术水平，很难保证患者在医院进行治疗后达到和维纳斯一样的效果。这样的装饰可能会带给患者更多的是自卑的心理和较高的期望。 这家医院的董事长行动速度比较快，第二天就将维纳斯雕像的装饰品全部撤下，换成了具有现代气息的抽象派画。

2010 年，我到新加坡学习的第二天早上，刚起床，我就走到了窗前，发现窗外是一片绿树成荫的院子，在树木丛中林立着数栋非常漂亮的房屋，白色的墙，红色的顶，似乎像别墅，但又不像别墅。 我吃完早餐以后，怀着一颗好奇的心，走出酒店，顺着公路去寻找这片漂亮的房屋。 当我走到这一片房屋的大门口，看到门口写着新加坡陈笃生医院传染病区的字样，让我非常惊讶。 没有想到医院的传染病区修建得如此漂亮和有特色，而在我们的印象中，医院的传染病区好像都应该在医院最偏僻的角落，周围的环境都是比较脏和乱的。

当天我们就到了新加坡陈笃生医院参访，新加坡陈笃生医院被新加坡的老百姓称为"花园一样的医院"。 我们一走进医院门诊大厅的时候，被大厅的景象震惊了，怀疑是否走错了地方，这完全有点儿像国内五星级酒店的大堂，绿化和装饰甚至比五星级酒店还要漂亮。

医院门诊大厅的屋顶上挂满了许多彩色的风铃，引起了我们的好奇。 我们就向带领我们参访的国际部主管询问，她的回答让我们感到非常惊讶，"医院在门诊大厅悬挂风铃的目的是，希望每一位患者来医院就诊的时候，都有一个美好的愿望放飞到风铃上，当他们离开医院的时候，就已经实现了他们的愿望。"

门诊大厅一处宽敞的地方，专门设计了一个别致的小花园，花园里面有茂密的绿色植物，还有流动的山泉，山泉下方有一个水池，水池里面还有数条游动的金鱼。 在我们参访门诊大厅的短短十分钟内，我们就看到好几位生病的小患者被这个漂亮的景色所吸引，当他们看到游来游去的鱼儿时，脸上露出了灿烂的笑容，好像他们身上的疾病在这一时刻全部都跑走了。 旁边的父母看到自己孩子脸上的笑容，也开心地笑了。 这时候，我才真正地发现漂亮的医院环境同样可以给患者带来治疗的作用。

医院门诊大厅还有一个景色让我们记忆深刻，就是摆放在大厅中央的一台钢琴。医院国际部的主管告诉我们，这是一位在医院住院治疗的企业家，在疾病痊愈以后，为了感谢医院的医务人员，将这台自己收藏了很多年的钢琴捐赠出来。 这台钢琴摆在大厅不是作为一个摆设，每周有一天的下午，都会有爱好钢琴的志愿者来进行一小时的义演，医院的门诊和住院患者都可以在这里欣赏到一场精彩的演出。

近年，我国医院的环境改善也在向国外的医院学习，只是有些医院在学习国外医院的时候，更多的是关注表面的现象，学到的是大概的样子，而不是真正对患者和员工的人文关怀。 就拿在医院门诊大厅摆放钢琴来讲，这原本是一件非常好的事情，结果在我国的医院就闹出了一些笑话。 南京有一家医院在新修的门诊大厅也摆放了一架钢琴，结果被网友搜索出来价值六百万元左右。 北京另外一家医院门诊大厅也摆放了一架钢琴，并且每天都有人定时演奏。 没有想到的是，有患者提出："我们来这里看病，人多嘈杂，本来心情就够烦了，你们还要去弹这些乱七八糟的东西。"后来，医院就停止了门诊大厅的钢琴演奏。

我到一家医院培训的时候，在产科的病房里发现了一个奇怪的现象。每一间病房的墙上到处都是一些黑乎乎、脏兮兮的东西。我好奇地问道："这墙上是些什么，为什么不把墙弄得干净一点儿。"医院院长苦笑着回答："我们也想了很多办法，但一点儿效果都没有。"仔细一问，才明白这是当地的风俗习惯所导致的。因为产妇生了孩子后，要挤出一些奶水泼洒到人用脚踩不到的地方，预示着以后的奶水充足，所以产妇家属全都会将奶水泼到病房的墙上，时间一长就是脏乎乎的样子。

医院为了解决这个难题也想了很多的办法，每一间病房的墙上都贴有"严禁泼洒奶水或其他液体在墙上，违者罚款200～300元"的告示。可是从来没有抓到过一个往墙上泼洒奶水的家属，因为他们绝大多数都是在夜深人静的时候来完成这样的仪式。

医院也曾想过在病房的墙上贴上两米左右的瓷砖，不让奶水附着在墙上，同时也便于清洁。可是这样的措施会让患者和家属感到房间的冰冷和生硬。可能还会导致家属将奶水泼洒到病房更高的墙上或者其他的地方。还有人建议在病房安装监控摄像，这个比较荒诞的主意立马就被否定，一是安装的成本太高，二是侵犯了患者的隐私。

当医院用堵的办法不能解决问题的时候，只能考虑如何去疏导。这时候有一位年轻的护士马上想道："其实我们可以在病区偏僻一点儿的楼梯间，专门设置一块墙壁来作为'泼奶墙'。"这个创意非常不错，只是"泼奶墙"这个称呼太土气了一点儿。

经过大家一番热烈的讨论后，医院决定在病区的楼梯间设立一面"母爱墙"，寓意为妈妈的奶，伟大的爱。每一位产妇来到病区时，都主动告诉他们当地的这个风俗习惯，泼洒奶水的仪式由产妇的丈夫来亲自完成，科室的护士还可以用相机将这庄严的时刻拍下来。然后在这面墙的旁边将孩子或者全家的照片粘贴上去，这就变成了一面非常有纪念意义的文化墙，既美化了病区的环境，同时也成了一道亮丽的风景。

医院的空间布局

医院的空间布局和规划，应当考虑患者的功能需求和医院员工的工作需求，在医院整体规划的基础上，要充分考虑医院空间的每一个细节，具体到空间的布局、装饰、物品的放置等。我国目前比较缺乏专业的医院建筑设计专家，需要医院管理者和基层员工与建筑设计师进行充分的沟通和交流，最大限度地去实现患者的需求和员工的工作需求。

我在辅导一家康复医院优质服务体系建设的项目时，正好碰上医院一栋新住院大楼的建设和装修。由于我国的康复医院建设起步比较晚，缺乏专业康复医院建设的规范和标准，很少有可以作为标杆和样板的医院供我们参观学习。

我们的做法是收集国内外综合医院、康复医院、康复医学科的建设图片和资料，经过整理以后专门对医院视觉识别设计公司、医院装修设计公司、医院装修施工公司和医院装修监理公司的项目经理进行为期一天的培训，并充分地与他们沟通。

医院成立由高层管理者、职能科长和临床科主任、护士长等人员组成的医院建设装修项目小组，根据项目小组的工作经验和特长，每人负责大楼某一个具体的功能区域。每一个功能区域的装修设计的每个具体细节都需要进行充分的考虑，提出明确的装修要求，然后与医院视觉识别设计公司、医院装修设计公司、医院装修施工公司进行充分的沟通，看能否真正地满足医院的需求。

医院建设装修项目小组与医院视觉识别设计公司、医院装修设计公司、医院装修施工公司项目经理一道，专门到机场、商场、酒店、高端的民营医院等机构参观，借鉴各类机构中体现人文关怀的装修细节。

我在新加坡参访了数家公立和私立的医院，这些医院的很多空间布局和规划都值得我国的医院借鉴。一家医院的特需候诊区与我国高端的咖啡厅非常相似，舒适的沙发座椅，明亮的灯光，温馨的装饰和点缀，柔和的背景音乐，丰富的书刊，还有免费的茶、咖啡、糕点和水果，也有专门的导医提醒和引导就诊或检查，让特需医疗的患者感受到真正的物有所值。

医院门诊诊断室也有很多细节的设计和我国医院门诊诊断室的布置不同。门诊诊断室的面积十余平方米，一走进房间，给人的感觉就是非常干净、整洁。医生诊断桌上没有一件文具、纸张和检查工具，全部都收纳放置到一个专门的文件箱里。诊断桌的设计也非常独特，桌子的边缘为圆弧形，主要是减轻患者的心理压力和防止患者碰伤，桌子面对患者、家属的下方没有挡板，方便患者、家属伸腿。诊断室里还分别给患者和家属准备了两把橘黄色的靠背座椅，一把与医生面对面，一把与医生的位置形成九十度的角度。 医生与患者的位置形成九十度的角度是心理学上人际沟通最佳的位置，既便于眼神的交流，又避免了面对面谈判的形式。 家属参与交流沟通是有知情同意的权力也方便做诊断、治疗的决策。

门诊诊断室里面还有两处让人惊讶的设计，一处是医生电脑旁边的碎纸机，它的作用是医生打印带有患者姓名或疾病诊断等隐私信息的资料，如果报废的时候，就立即将其碎掉，充分地保护患者的隐私。 另一处是诊断室的检查车上放有一盒家用的纸巾，是专门给患者和家属准备擦眼泪和鼻涕用的。 因为有的患者来医院诊断，可能是癌症或者其他严重的疾病，患者和家属在第一时间得知这个可怕的消息时，大多会掉下眼泪，甚至流出鼻涕。

医院手术室也是一个让患者害怕和恐惧的场所。 国外有一家医院就专门为患者准备了术中欣赏的音乐，麻醉医师在手术前会专门询问手术患者喜欢听什么样的音乐。如果患者没有特殊的需求，麻醉医师还会征求手术医生的意见和建议，播放有利于患者和手术医生放松的音乐。

韩国一家口腔诊所，为了缓解口腔患者的紧张和恐惧的心理，专门在牙科治疗椅的对面放置了一台电视机，希望通过电视播放的画面和声音来分散患者的注意力，减轻患者在治疗过程中的疼痛和不适。 我国有一家医院的口腔科也专门为口腔治疗的患者准备了塑料材质的减压球，如果患者在治疗过程中产生疼痛和不适，就可以通过握捏减压球来缓解压力。

我国一家民营的高端妇产医院产科病房的设计就让人刮目相看，其类似于家庭和宾馆的双人床，目的就是在产妇生产以后，其丈夫可以陪伴在身边。 当然也有医院管理者提出反对的意见，说这不符合医院感染控制的要求。 如果这名产妇是经阴道正常分娩的话，其实是一个正常的生理现象，可能对感染控制的要求也不会太严格。 可能比起感染发生的概率来讲，对产妇的心理安慰会更加重要，因为在她们分娩以后的时间里，最需要的是丈夫和家人的关怀。 医院为了方便产妇的亲人和朋友的探视，孩子病房的外面设置了专门的会客厅，如果产妇感觉不方便男宾探视的时候，男同胞们就可以在会客厅休息等候。

✤ 完善的生活设施

患者不但要在医院治疗疾病，还要在医院生活。因为在住院治疗的患者中还有老人、小孩、孕妇、残疾人、危重患者等这样一群特殊的人群，所以医院的生活设施应该更加完善。

床单元

一般情况下，人大约有三分之一左右的时间是在床上度过的，床的舒适性对于人的休息和睡眠是比较重要的。而一些患者因为疾病的原因，可能每天二十四个小时都需要躺在病床上，并且吃、喝、拉、撒、睡等所有的生活都要在病床上完成，病床对患者来讲重要性是不言而喻的。

病床材质的选择，多少的高度，几折的折叠，以及床档、滑轮、吊环、就餐板等设施都非常的重要。我国医院在 20 世纪七八十年代时的病床多半是铁制的，感觉冰冷，并且容易生锈。慢慢地过渡到不锈钢，后来基本上都是 ABS 材质的，最大的好处就是避免了冰冷和生锈。细心的人们还会发现，医院病床的高度也由原来的 80 厘米左右下降到 50 厘米左右，由原来方便医务人员操作的高度下降到了方便患者起卧的高度。有的医院还配备了可以自由升降高度的病床。

患者如果躺在病床上的时间长了，有时候也需要变换一下体位。当患者的体力或者病情不允许患者端坐起来时，患者就可以借助床板的升降处于不同角度的半卧位。在病房里经常会见到这样的现象，如果患者躺的病床只能够两折摇起的话，患者半卧位的时间稍长，整个上半身就会下滑到床的中央，患者的身体就可能会呈弯曲状，让患者感到不舒服。如果病床的折叠是三折的，摇起的病床就会形成一个 Z 字形，患者的髋关节和膝关节部位都是处于屈曲，就可以防止患者的上半身下滑，相对而言，患者的舒适度就会好一点儿。

对于神志不清或者缺乏生活自理能力的患者，特别是老人和小孩来讲，病床的床档是比较重要的。患者一旦发生坠床，可能对患者的身体带来一定的伤害，会延长患者的住院时间，甚至会导致医患纠纷的发生。

一位医生的父亲，因为脑血管硬化的原因导致智力减退，有一天在家里上卫生间时，因为地板的湿滑导致跌倒，最后送到医院被诊断为股骨颈骨折。后来进行了髋关节置换手术，手术的效果比较好。

这位医生的父亲在医院做了手术后，为了防止再次发生意外，他们就专门雇用了一个陪护人员和家人轮流二十四小时照顾。有一天，意外再次发生，陪护人员外出有事，照顾患者的家人发现患者已经入睡，就抽空在卫生间洗澡。没有想到的是，当家人还没有洗完澡的时候，患者就醒了，想喝水，见自己旁边没有人帮助，就自己移动身体去拿床头柜上的水杯，当患者快要拿到水杯的时候，一下子身体失去平衡就掉到了地上。正好是头部先着地，做 CT 检查后诊断为颅内出血。紧急进行手术治疗，术后送进重症监护室，后来因为肺部感染导致多器官功能衰竭，抢救无效死亡。

医院的病床在条件允许的情况下，还可以配备就餐板，方便不能够下床的病人在病床上自己就餐。病床还可以配备滑轮，不能行走的患者需要检查和治疗的时候，不需要转移到担架或平车上，可以直接将病床推到相应的科室进行检查和治疗。病床如果在床头配备一个吊环，可以方便患者自己借助吊环起卧，同时还可以锻炼双上肢的功能。

卫生间

卫生间是医院重要的生活设施，更应该满足不同患者的特殊需求。我在新加坡亚历山大医院参观的时候，发现医院里面有一个装扮得非常漂亮的地方叫"解忧所"。后来仔细一看，上面还有公共卫生间的图标和文字。这样一个精心的设计让我感觉非常惊讶，这个医院在我们方便的地方也是如此用心。

卫生间应该要保持无障碍通行，对使用轮椅、拐杖和助行器的患者来讲，地面之间的高度误差要在 0.5 厘米以内。卫生间的地面要防止积水，并且要采取防滑措施，防止患者跌倒造成不必要的伤害。

我国的民众大多数都习惯于蹲位解便，由于有些患者卧床时间过长或者身体虚弱，如果在蹲便时间稍长以后，突然起身时有可能会导致体位性低血压的发生。患者在晕倒后如果正好倒在隔断的门上，门向里开时会增加急救患者的难度，门向外开时急救患者就比较方便，所以卫生间蹲位的隔断开门方向比较重要。

医院卫生间的洗手池、小便器和马桶的高度要充分考虑老人、小孩和特殊的患者。 卫生间的洗手池、小便器和马桶都应该考虑小孩的身高，要向机场和快餐店学习设计儿童的专用设施。 骨科病房卫生间的马桶一般要比正常高度高出 15 厘米左右，因为髋关节和膝关节置换的患者在手术后，髋关节和膝关节的屈曲角度达不到九十度，需要增加马桶高度才方便解便。 如果医院的经济条件允许，病房的卫生间配备可以调节高度的洗手池和马桶是最佳的选择。

我在第一章"医院服务的现状"里谈到，医院的卫生间应该设置紧急的呼救按钮，对于一部分特殊的患者来讲，有时候病情危重时，可能连按按钮的时间和力量都没有。 台湾长庚医院和北京和睦家医院卫生间在紧急按钮的下方还加装了一根紧急呼救绳。 因为真正的危机发生时，如果患者按不到紧急按钮的时候，他只要抓住这根紧急呼救绳倒下去，这时候，呼救的信号就传递出去了。

患者在医院门诊就诊时，上卫生间经常会出现这样的情况：因为病情较重无法独立行走，需要家属的搀扶或者是输注液体的时候需要家属高高举起输液瓶。 如果陪同患者上卫生间的家属与患者是异性的身份，这时候患者和家属是应该上男厕所还是女厕所，就是一个比较尴尬的问题。 医院在公共的卫生间应该设置一个专门的第三卫生间（也称家庭卫生间），一举解决患者和异性陪同上卫生间的问题。

医院公共区域的第三卫生间，还应该解决父母带着不能站立或行走的孩子上卫生间的难题。 应该在第三卫生间里面专门配置一个婴儿护理台，便于父母上厕所时，将婴幼儿固定在护理台上。 目前我国放开全面三胎政策，如果我们考虑父母带领一大一小两个孩子的话，还可以在婴儿护理台的旁边设置一个坐式的固定座椅，将较大的孩子固定在那里，防止父母上厕所时孩子发生意外伤害。

家用电器

我国医院病房里的电视机和空调（中央空调或分体空调）已经成为标准的配置。但是部分医院病区在电视机的使用管理上还存在一定的问题，例如晚上患者休息的时间和早上医生、护士查房时间，病房的电视是否统一关闭，避免影响患者休息和医生、护士查房。

医院的门诊等候区、输液观察室、血液透析室和住院病区等患者等候诊断、治疗时间较长的区域是否应该安置免费的 Wi-Fi 供患者和家属使用。 如果患者和家属在焦急的等候时间里，能够免费地上网浏览或者观看视频，可以在一定程度上缓解紧张的情绪，避免一些不必要的医患矛盾和纠纷。

医院住院病区应该根据不同的住院人群，满足住院患者不同的生活需求。 在医院条件允许的情况下，住院病区还应该配备微波炉、开水桶、热水器、电冰箱、洗衣机、烘干机等生活设施。 为了保证医院配备的家用电器的合理使用和降低医院的成本支出，医院可以考虑设置患者家属在使用时支付成本价格的费用，最好是用投币或刷卡等使用方式来管理电器的使用。

生活设施

住院的病区还可以设置专门供患者清洗和晾晒衣服的地方，特别是较长时间住院的患者非常需要这些生活设施。 住院病区最好能够设置专门供患者家属自己做饭、做菜的生活厨房。 当然，配备这样的生活设施会增加医院的管理难度。

医院在门诊大厅和住院病区应该配备平车、担架、轮椅、拐杖、助行器等方便患者转运和行走的设备和器具。 在配备这些设备和器具的时候，要定期进行检查和维护，并且要告知患者、家属和其他转运人员正确的使用方式，防止意外发生。

危重患者和视力障碍、听力障碍、语言障碍、肢体残疾及其他行走障碍的患者，非常需要医院全方位地实现无障碍的通行。 患者在医院除了需求环境的无障碍之外，还希望语言和文化的无障碍。 语言的无障碍主要体现在盲人需要在常用的设施上标注盲文，聋哑人希望能通过手语与医院员工进行交流，只懂得本国语言的外国人和只懂得本民族语言的少数民族，希望通过翻译能与医院员工进行沟通。 部分有宗教信仰和特殊风俗习惯的患者，希望在医院里，自己的宗教信仰和风俗习惯能够得到充分的尊重。

❖ 便捷的后勤支持

便捷的后勤支持是医院优质服务的重要组成部分，既满足患者、家属在医院治病、生活的不同需求，同时也将医务人员从烦琐的事务中解脱出来，全身心地思考患者的疾病诊断和治疗。

新加坡大部分医院门诊的一楼或负一楼大多被规划为患者、家属的生活区域，这里有餐厅、超市、咖啡厅、蛋糕店、礼品店、护理用品店、理发店、洗衣店、便民药房、书店等。 便捷的生活区域既能够满足患者日常的生活需求，同时还可以让患者、家属在候诊的时候消遣时间、缓解压力。 目前，我国有一部分新建的医院院区专门建设了能够满足患者不同生活需求的"医疗街"。

你见过没有围墙的医院吗？ 你见过可以购物、消费，能满足患者和陪护家属一切基本生活需求的医院吗？ 这些，在郑州人民医院颐和医院全部得以实现。

郑州人民医院颐和医院以生态廊道为墙，四周绿树环抱，景色优美，涌动的喷泉彰显生命的活力，院区香草百花、香樟银杏令人心旷神怡。 白云绿树相叩问，湖光水色妙笔存。

医院提供了人性化的服务，科学先进的标识导识系统提供快速指引，设置了省内医院唯一的特色医疗街，在这条医疗街上，有理发店、书店、花店、超市、快餐店、银行自助系统，在此就诊的患者和家属，不用出医院大门就可以满足日常生活所需。

医院食堂

传统医院的食堂多半设置在一个离住院病区比较远的地方，患者、家属就餐需要行走较长的路程，而且就餐的环境、条件也比较差。 大多数医院会专门为病区提供送餐服务，送餐服务虽然方便了患者和家属，但是在送餐过程中清洁卫生如何保证？ 冬天如何确保饭菜保持一定的温度？ 如何提供品种较多的菜品和主食？ 另外，很多医院的食堂提供的饭菜都是大众化的饭菜，大多时候都是按照身体健康人群的饮食习惯来制作的。

俗话说，疾病要"三分治、七分养"。 养的含义主要有两层，一是适当的休息，二是饮食的调理。 患者在医院住院治疗期间，医院食堂能够提供可口、营养的饮食尤为重要。 特别是部分特殊的患者，例如老人、小孩、孕产妇、手术患者、糖尿病患者、重症患者、恶性肿瘤患者等，更需要营养均衡的饮食，才有利于疾病的恢复。 医院的住院患者中还有少部分需要少食多餐，对医院的饮食供应要求就更高了，医院最好能提供半份菜或者专门定制的饭菜，还有医院的食堂需要每天二十四小时提供饭菜。

当你走进浙江省东阳市人民医院的新门诊大楼一楼，会发现一处与众不同的景观，就是医院美食街。 这条美食街上分布了不同菜系和品种的四家餐厅，有来自台湾的士林美食，来自东北的饺子乡，来自西北的手工坊，还有来自南方的蒸菜馆。

当你走进医院的门诊大楼，就可以足不出户品尝到来自全国各地的美味佳肴。医院美食街的就餐环境非常整洁、干净、宽敞、明亮，座椅也非常舒适。你不但可以在这里就餐，还可以在这里休息等候。

当你就餐完毕，如果感觉意犹未尽，旁边还有一个水果店和饮品店供你选择。假如你在餐后有品尝甜品的习惯，离医院美食街不远处还有一个糕点屋，有数十个品种供你选择。

生活超市、便民药房

为了方便患者和家属在医院生活，医院应该设置二十四小时营业的生活超市。医院的生活超市主要包括生活用品和护理用品两大类。医院生活超市需要充分调查和了解医院患者的基本需求和特殊需求，可能需要配备一些满足患者个性化需求的商品，例如糖尿病患者的无糖食品，高血压、冠心病患者的低脂饮品。

医院的生活超市还要充分体现对患者健康和安全负责的经营理念，禁止销售香烟、酒类和含酒精的饮料，避免销售含糖量和脂肪含量较高的饮料和食品。医院生活超市的布局和物品的放置应当考虑特殊患者的便捷度，如使用轮椅、助行器、拐杖的患者出入和拿取物品是否方便。让特殊的患者群体在购物的过程中，人格充分得到尊重，享受到购物的愉快。

生活超市可以专门开辟一个区域作为礼品区，方便探视住院患者的亲人和朋友为住院患者送上一份健康和祝福。礼品的种类可以根据本地区的消费习惯来精心挑选，在我国看望住院患者最常见的是鲜花、水果和保健食品。还可以准备一些盆栽的小植物、调皮的玩偶、精美的卡片和健康教育的图书等。

便民药房的设置也应成为医院建筑设计布局的常态，非处方药品、贵重的非医保报销药品都可以通过医院的便民药房，然后到患者的手上。便民药房的设置不但给患者购药提供方便，同时还可以增加医院的一部分收入。

医院的便民药房除了提供药品之外，还应该为特殊的患者提供简单的家用医疗仪器，例如血压仪、颈托等，还有患者需要的辅助器具，例如轮椅、助行器、拐杖等。

保安、保洁

患者、家属刚刚走进医院院区的时候，第一眼见到的医院员工可能就是医院的保安。 医院保安的专业化水平和服务态度给患者、家属的第一印象非常重要。 医院保安在患者到达医院的时候，他们的一个表情、一个动作和一句话都可能会给患者和家属带来好感或者厌恶感。

美国有一家社区医院的保安，同时还兼任导医的工作。 这个保安身材比较魁梧，腰间佩有手枪，皮肤黝黑，当所有人联想到这样一个形象的时候，可能多少会产生一种害怕和畏惧的心理。

每当有患者乘车到达医院大门口的时候，这位保安兼导医就会主动迎接上去。用右手打开车门，左手护在车窗的上方，防止乘客撞头，这是一个在我国五星级酒店才能享受到的服务，没有想到一个保安兼导医有如此娴熟的动作。 然后，这位保安兼导医面带微笑，露出洁白的牙齿，面容非常亲切，问道："您好！ 请问需要我为您提供什么样的帮助？ 需要搀扶或者轮椅、拐杖吗？"

这位保安兼导医专业而热情的服务让患者和家属一下就感觉与医院拉近了距离，第一时间对医院产生了好感。

医院的保洁工人也会经常与患者和家属碰面，他们的服务态度也非常重要。 医院的流动人员比较多，在医院也经常会发生随地乱扔垃圾的现象。 医院保洁工人及时、认真地打扫清洁卫生，不但能让医院保持一个干净、整洁的环境，还会减少患者、家属随地乱扔垃圾的机会。 人们在生活中一般都有这样的心理：如果某个地方有垃圾，可能其他人也会将垃圾扔到这里；如果某个地方非常干净，其他的人都可能会自觉遵守不随地乱扔垃圾的公德要求。

住院病区的保洁工人为了不干扰医生、护士早上的查房和治疗，一般都在早上五六点钟就开始为病区做清洁卫生。 保洁工人做病房的清洁卫生，有一个不成文的习惯，多是从病区的某一方向依次进行打扫。 有一天，一个住院的患者就给病区的护士长慎重地提出一个要求，希望保洁工人每天早上推迟打扫病房的时间，让患者能够多睡一会儿觉。

病区的护士长和保洁工人就琢磨这件事情，推迟打扫病房的时间，可能就会影响医生、护士早上查房和治疗。 如何解决这样一个矛盾的问题，让病区的护士长和保洁工人感到比较头疼。

后来经过反复商讨，终于找到了一个两全其美的方法。 保洁工人每天早上做清洁卫生时，首先打扫公共区域、办公区域和治疗区域，打扫病房的时间就可以推迟半小时左右。为了避免每天都从一个病房开始做清洁卫生，保洁工人每天依次从不同的病房开始打扫，将影响患者睡觉的可能降到最低。

停车场、交通工具

随着社会的发展和人民生活水平的提高，我国私家车的数量在不断增加。医院新建和改造的时候，要充分考虑患者、家属、员工停车位的数量和停车的便捷度。医院停车位的数量应充分考虑医院员工的数量，每天门诊、急诊的人次，每天住院患者、家属和来访者的数量。还应该考虑医院所处的地理位置，地铁、公交车的线路和车站离医院的距离，出租车是否能够到达等诸多因素。

医院停车场还应该考虑患者、家属和员工停车的方便性。一般情况下，应当将最方便的停车位留给急诊和门诊患者，因为他们在医院停留的时间有限，有利于停车位的重复利用。稍近一点儿的留给住院的患者和家属，最远的停车场可以留给医院的员工，因为医院员工上班时间长，停车的时间较长。

医院智能化的停车场，到底有什么神秘之处？市民进入这个停车场停车，需要怎么操作？邹先生利用 3D 影像演示，向记者演示这个神秘停车场。

记者在画面上看到，一辆车徐徐来到停车场的入口，停车场封闭的大门自动开启，这辆车开进大门内一个圆盘形的地板上，车上的司机下车走出停车场，这时，圆形地板内升起一个绿梯子一样形状的钢架，圆盘上的车被这个钢架托起，缓缓向停车场中间一个狭长空间移动，进入空间后，钢架将车托起，升至楼上的一处停车空位，直接将车放在停车位上，而托车的红色钢架，又回到地面，自动运行至停车场的大圆盘下。而要将停在楼上的车运至停车场时，这个红色钢架又自动运行，所有程序与停车时正好相反，唯一不同的是，当车回至停车场门口的圆形地板时，地板来了一个 180 度的大旋转，原本车头向停车场内的小车，车头自动掉了头，车头直接向外。车主上车，直接将车开走。

"停车场全部是由电脑操控的，车主只要将车开到圆盘上，就可以离开了，电脑会自动调控，启动设备，将车运到停车场内任何一个空位停放。我们这个停车场最高 8 层，根据设计方案提供的数据，将一辆停在圆盘上的车托运到停车场内的停车位，最多 90 秒就搞定。"邹先生笑着说。

临床支持中心

医院临床科室护士除了日常的护理工作之外，还有很多繁杂的事务性工作，例如领取物品、送检标本、运输病人等，使得原本工作就比较繁忙的护士，被很多无序的事情牵扯精力，浪费时间，不能够全身心地保证患者的护理工作。

把时间还给护士，把护士还给病人，这是很多医院管理者和护理管理者的共同心声。 近年，我国部分医院为了减少护士的非专业性和非技术性的日常事务而成立了一个新兴部门——临床支持中心，有效地解决了护士从事非临床护理工作的精力和时间的浪费问题。

医院临床支持中心根据医院不同的性质和需求，可能承担不同的职能，例如物资的运输、楼层的管理、物品的租赁、护送和陪检、生活照顾等。 医院临床支持中心在不同的医院可能分属于护理部或者总务部。

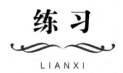

练习

假如我是一位残疾患者

一、三人小组（沟通交流）

1.盲人

最大的困难：_____

弥补的措施：_____

2.哑巴

最大的困难：_____

弥补的措施：_____

3.聋人

最大的困难：_____

弥补的措施_____

二、三人小组（生活照顾）

日常生活能力：进食、洗澡、修饰、穿衣、控制大便、控制小便、如厕、床椅移动、平地行走、上下楼梯。

1.双上肢缺失（肩关节离断）

能独立完成的日常生活能力：_____

需要他人照顾的日常活动：_____

2.双下肢缺失（髋关节离断）

能独立完成的日常生活能力：_____

需要他人照顾的日常活动：_____

3.肢体偏瘫（脑中风急性期）

能独立完成的日常生活能力：_____

需要他人照顾的日常活动：_____

总 结

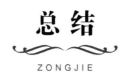

ZONGJIE

服务经典案例

一、明显的标识导向

_____

_____

二、温馨的就医环境

_____

_____

三、完善的生活设施

_____

_____

四、便捷的后勤支持

_____

_____

五、医院其他方面

_____

_____

第 6 章
医院 5S 现场管理

为了保障患者安全，促成医疗质量高水平和服务高品质，医院非常重视各类管理工具的应用。纵观国内的医院可以看出，医疗质量高、服务品质好的医院往往导入过多种管理工具，常见的有精益医院管理、美国国际医院评审标准（JCI）、医院等级评审、ISO9000 质量体系等。医院借助这些管理工具，整合、规范和提升医疗质量和服务品质的管理工作。但这些较为成熟并已获得普遍认可的标准体系，大多是评审评价标准或应用场景评价，仅仅体现一次性和横断面式的评价。而医院 5S 管理工具的引进、推广和落实，则强调系统性、全面性、持续性地改变医院环境、提高工作效率、提升员工素质、夯实基础管理，有助于其他管理工具的顺利导入。

医院环境 5S 管理主要是通过现场管理，营造一目了然的工作环境，培养员工良好的工作习惯，其最终目的是提升人的品质和素养，革除马虎之心，养成凡事认真、遵守规定、自觉维护整洁环境、文明礼貌的习惯。医院环境干净、整洁能够给患者和家属带来良好的印象，增强患者对医院的信任感。

✤ 医院 5S 管理的背景

5S 起源于日本企业，是对生产现场材料、设备、人员等要素开展整理、整顿、清扫、清洁、素养等活动，因日语中的罗马拼音均以 "S" 开头，因此简称 "5S 管理"。从 20 世纪 50 年代开始，日本企业将 5S 运动作为管理基础，使生产品质迅速提升，从而奠定了日本经济大国的地位。随着 5S 管理理论和方法的逐渐成熟，各类著作不断呈现，20 世纪 70 年代末，5S 管理逐渐得到国际企业界的认同和推广。当第十二届亚运会开幕式在日本广岛结束时，6 万人的体育场上竟没有留下一张废纸。

早在 1955 年日本企业就提出了"安全始于整理整顿，终于整理整顿"的宣传口号，因其简单、实用、效果显著，开始在一些企业应用。当时只推行了前两个 S，即"整理、整顿"，其目的仅为了确保作业空间和安全。后因生产和品质控制的需要又逐步提出了后面的三个 S，即"清扫、清洁、素养"，形成了 5S 管理活动，从而使应用空间及适用范围进一步拓展。有人总结，5S 管理起源于日本，规范于德国，发展于美国，成长于中国。

医院环境存在的问题

大多数医院都比较关注医院形象的塑造，希望给社会公众留下良好的印象。但是有的医院，更多的是"金玉其外，败絮其内"，走进这些医院的内部，映入眼帘的景象往往是个人物品摆放无序，办公环境不整洁，地面脏乱，杂物堆积，通道堵塞，"脏、乱、差"死角比较多，库房管理没有实行物品定位，账、物、卡不相符合，各类设施、设备日常维护保养不到位。杂乱无章的现场，无法保证医疗质量和患者安全，无法让患者和家属对医院和医务人员产生信任感。

医院部门和科室浪费是现场管理中不可回避的一个问题，而且这种现象在公立医院尤为突出。科室现场中的浪费主要是物料的浪费，这种浪费主要是人为导致的，如部分员工将纱布、棉签等低值易耗品和医疗文书、纸张等乱丢乱放。另外，医院的"长明灯""长流水"，室内无人、开窗开门使用空调，电脑、打印机等办公设备下班不关机等浪费现象也十分常见。

由于目前医院环境的脏乱差，医院存在较多的无效劳动。医院的无效劳动有两种形式：一种无效劳动属于流程设置不合理，行政流程与业务流程主次颠倒，流程过于烦琐，给临床科室增加各种各样的负担，造成内耗，影响医院核心流程的正常运转；另一种是人流、物流交叉重叠，通道复杂，各类文件资料未分类存储，医院标识不规范，现场物品未实行定置管理，摆放混乱。医务人员重复劳动现象严重，从表面上看，这些员工往往在医院里面跑来跑去，呈现出一派繁忙的景象，但实际上工作效率有可能极为低下。

5S 管理在中国

1995 年，香港开始引入 5S 管理，随着中国加入 WTO 后，内地的日资企业将 5S 管理带入。我国的海尔、美的等制造企业率先推行 5S 管理，取得了明显的效果。"6S 大脚印"是海尔在加强现场管理方面独创的一种方法，在 5S 管理的基础上加了一个 S，即"安全"。

"6S大脚印"的使用方法是站在"6S大脚印"上，对当天的工作进行小结。如果有突出成绩的可以站在"6S大脚印"上，把自己的体会与大家分享；如果有失误的地方，也与大家沟通，以期得到同伴的帮助，更快地提高自我工作素养。"6S大脚印"的最终目的是提升人的品质，这些品质包括革除马虎之心，养成凡事认真的习惯、遵守规定的习惯、自觉维护工作环境整洁明了的习惯、文明礼貌的习惯。个人品质提升了，生产管理的目的也就达到了。

　　海尔在美国南卡罗来纳州的工厂现场，每天都有6S班前会，员工都要按照6S的要求对现场进行清理。6S班前会每天都必须召集一次，工作表现优异的员工要站在"6S大脚印"前面向同事们介绍经验。一名女工感叹道："今天站到这个地方我非常激动。我注意安全、卫生、质量，在这方面我尽了最大的努力。对我的表扬是工厂对我工作的认可，我非常高兴。在今后的日子里，我会继续努力，为海尔的品质贡献我的力量。"

　　中国医科大学北京航空总医院从2010年起在国内率先将整套企业6S管理方法引入医院，并配合PDCA循环、品管圈、医院等级评审等助推医院管理体系升级，医疗质量显著提升，就医环境彻底改观，员工面貌焕然一新。持续数年推行6S管理使得医院发生了翻天覆地的变化，不仅业务量年均增长30％以上，各类高端人才纷至沓来，各种高新技术研究和应用广泛开展，医院品牌的美誉度和影响力也显著提升。

医院5S管理的好处

　　医院环境5S管理能够给医院带来较多的好处，主要体现在以下五个方面。

　　一是卫生，即减少环境污染。医院的任何区域都应保持绝对清洁、卫生、无污染。特别是与患者接触或者停留的区域，例如诊室、病房、公共卫生间、候诊座椅、电梯间、楼梯扶手等。医院的区域内要时刻展开清除污物的工作，使污物无处可藏，最终达到医院感染控制的标准和要求。

　　二是形象，即提升医院形象。良好的医院形象是带来稳定患者群体的保障和吸引优秀员工的基本条件。干净、整洁的医院环境让患者和员工始终在一个舒适、安全的环境下就医、工作，提升人们的幸福感和安全指数。

　　三是品质，即提高患者满意度。医院5S管理最终提升员工的整体素质，关注到为患者服务的每一个细节，从医院环境、员工行为和服务流程都会有较大的改观，让患者能够真正地体会到以病人为中心的服务意识和服务行为。

四是效率，即加快工作速度。 工作环境中的物品做到定置管理、标识清楚，这就为医院员工制订了工作中常用物品的最佳取放路线，并且固定位置"按图索取"，免去了凭记忆寻找的不确定性，最大程度缩短了寻找物品的时间，提高了工作效率。

五是安全，即减少医疗差错。 通过5S管理，营造安全、舒适的工作环境，强化员工的安全意识，塑造良好的社会形象、和谐融洽的管理氛围，促使医务人员遵守规定，保持设备性能完好和运转正常，各类物品摆放有序，减少误取误用，提前防范各种影响患者安全的因素，避免医疗差错的发生。

✿ 医院5S管理的概述

很多关于5S管理的著作将5S按整理、整顿、清扫、清洁、素养的名称和顺序进行编排，这是按照日语直接翻译而来的。 但是在中文里，"清扫"的含义为用扫帚扫除，也指清除、扫净。 "清洁"的中文含义是干净、整洁的意思。 单从字面和含义来讲，"清扫"和"清洁"容易混淆不清。 而在5S管理中，"清洁"的含义为将前面3个S的做法制度化、标准化和规范化，其实应该改为"规范"，更有利于医院管理者理解和掌握。

按照常规的5S管理顺序，第一步是整理，就是丢弃不要物品；第二步是整顿，就是将需要的物品进行定置管理；第三步是清扫，就是打扫现场的脏污。 其实第一步整理完成后，脏污就会变得显眼，第二步就应该进行清扫工作。 如果整顿以后再清扫的话，需要重新将定置管理的物品移开，工作的效率就会大大降低。 为了方便医院管理者理解，尊重医院管理者的思维习惯，我将医院环境5S管理的名称和顺序调整为整理、清扫、整顿、规范、素养。

还有的企业和医院将5S管理扩展为6S管理，第6个S就是安全。 医院的安全含义比较广泛，重点是强调患者安全和医疗安全。 国际患者安全目标和中国患者安全目标有着比较丰富的内涵，不是单纯的环境改善就能够解决的问题，更多应该属于医疗质量管理的范畴，我不建议安全成为医院的第6个S。

医院环境5S管理的推行是一个由易到难、由简至繁、由有形到无形的过程。 由易到难是指前期按部就班推行容易，后期维持效果长期坚持难；由简到繁是指前期整理物品、打扫卫生简单易行，后期各种推行手法和开展活动繁多难行；由有形到无形是指前期强调物品和环境的规范，后期则以提升员工素养为中心。

5S管理之间的关联性主要是强调地、物、人的和谐。 地是指工作环境，物是指工具设施，人是指医院员工，三者相辅相成，缺一不可。 过多地强调其中任何一方面而忽视其他两方面都无法使医院的现场管理更加完善。 5S的实施就是"人"利用"物"去改善"地"的过程。 最终的结果是找到地、物、人三者最佳的平衡点，从而使医院能够以最快的速度发展和提升，这也是5S管理的内在要求。 5S管理重点是现场管理，核心是员工素养。

S1:整理

整理的定义是区分需要物品和不要物品，留下需要物品，丢弃不要物品。 简单的理解就是要与不要，一留一弃。 整理的好处主要有：一是物尽其用，只有丢弃不要物品，才能让需要物品体现其价值；二是容易寻找，收纳场所腾出空间，需要物品容易找到；三是减少浪费，减少不要物品的财力和人力；四是蓄积能量，整理物品，焕然一新。

物品一般分为三类：不能使用的物品、不打算使用的物品和能够使用的物品。 不要物品是指已经废弃的或者没有使用价值的物品以及超过需要数量的物品。 这里强调了三个判定原则：废弃、无使用价值、超过数量。 废弃是指脏污的、废旧的、报废的、功能有故障的物品，比如废旧的打印机已不能使用，属于不要物品；供患者休息的座椅出现损坏，既不安全又不美观，也属于不要物品。 无使用价值是指虽然没有损坏仍然可以使用，但在特定环境内不需要或者对工作没有任何作用的物品。 比如检验科的半自动生化分析仪，因为医院购买全自动生化分析仪后就可能属于不要物品。 超过数量是指超过绝对必需的物品数量，没能做到"适时、适物、适量"。

不要物品严格区分为四类：一是固定资产，指医院使用期限超过1年的房屋、建筑物、机器、机械、运输工具以及其他与生产、经营有关的设备、器具、工具等；二是低值易耗品，指不属于生产、经营主要设备等固定资产的物品，单位价值一般在2000元以下，并且使用期限不到一年的工具和设备等；三是私人物品，指不属于医院公共财产，所有权属于员工个人，并且对工作没有任何作用的物品；四是垃圾物品，指医院在日常工作所产生的废弃物或由于人和自然因素所形成的污染物。

与不要物品处理相比较，需要物品的处理就简单多了。 需要物品是指现有物品中除了不要物品以外的、对工作有使用价值的物品。 需要物品大致分为三类：一是经常使用的，二是偶尔使用的，三是也许会用到的。 前两类姑且不论使用频率，终归是用得到的，但是第三类有可能会用不到，而这类物品就是整理的对象。

举例：需要物品清单（日常用量）

序号	区域	位置	需要物品名称	数量	备注
1	办公区	医生办公室	电脑	8台	
2		主任办公室	办公桌	1张	
3	治疗区	治疗室	储物柜	4个	
4		处置间	垃圾桶	3个	

举例：需要物品放置（使用频率）

使用频率	存储邻近度
每小时一次	随手可及
每班次一次	几步之遥
每日一次	稍远一些
每周一次	部门库房
每月一次	部门库房
每年一次	医院库房

整理的难度在于，因为是丢弃医院的资产，所以即使是很小的金额也会对财务产生影响，也就是说必须要获得管理者的认同。当然，丢弃不值钱的破烂儿或没有列入资产的物品不在此范围。丢弃这项行为本身谁都可以做，但是丢弃与否只能靠管理层进行判断。因此，整理需要管理层极大的决断和勇气，也就是说整理的水平与管理者的水平关系密切。

整理主要有两种方法，定点照相和红单作战。所谓定点照相，就是在同一地点，面对同一方向，进行持续性的照相，其目的就是把现场不合理现象，包括操作、设备、流程与工作方法予以定点拍摄，并且进行连续性改善的一种手法。定点照相的关键点在于同一个人、同一地点、同一方向、前后对比进行照相，比较整理前后的变化。

红单作战是指使用红色标签，使基层员工都能一目了然地知道环境的缺点在哪里的整理方式，使现场管理者也能一眼看出什么物品是需要物品，什么物品是不要物品。可能的话把贴了红单的物品集中到一起，然后本着基本要丢弃的原则，再分别去确认是否丢弃。如果标准模棱两可或者难以做出判断的物品出现，可以参照足球比赛的做法，两张黄牌等于一张红牌，同样考虑丢弃。

S2:清扫

清扫的定义是清理垃圾和脏污，并预防污染发生。 简单的理解就是清除垃圾、美化环境。 医院环境及时清扫的好处在于防止环境糟糕、减少医疗差错、降低患者投诉率、防止危害健康和减少设备故障等。 清扫工作是全员的工作，并不仅仅是保洁人员的工作。 医院环境有的地方是专门的保洁人员打扫，工作场所的现场应该由员工轮流打扫。 现场由员工打扫的理由在于，这样能够进行工作的准备，能够及时检查仪器设备，能够让人积蓄能量和更加珍惜劳动成果。

清扫的对象包括地面、墙壁、天花板、玻璃窗、操作台和仪器设备等，最容易忽视的是天花板，最难打扫的是玻璃窗。 清扫的过程中还要特别注意一些看不到的地方，例如高处、角落和低处。 清扫后的洁净程度要达到一尘不染，就是用白色的手套或纸巾抹过都没有一点儿灰尘。

一位中国留学生为日本餐馆洗盘子。 日本餐饮业规定，盘子必须洗七遍。 这位留学生却很"聪明"地少洗两遍。 餐馆老板发现了问题，把他辞退。 他又到该社区的另一家餐馆应聘洗盘子。 这位老板打量了他半天，才说："你就是那位只洗五遍盘子的中国留学生吧。 对不起，我们不需要！"第二家、第三家……他屡屡碰壁。 不仅如此，房东不久也要求他退房，原因是他的"名声"对其他住户的工作产生了不良影响。 他就读的学校也专门找他谈话，希望他能离开学校，因为他影响了学校的生源……万般无奈，他只好搬家走人，一切重新开始。

清扫到底是定期清扫还是不定期清扫？ 我国有过小年的传统，在腊月二十三或二十四这天需要扫扬尘、祭灶神、贴春联，学校有每周星期五大扫除的习惯。 其实在医院5S现场管理中，应该摒弃"大扫除"的习惯，坚持"小扫除"。 要提倡不定期清扫，一旦有了脏污，就要立即清扫，越早越好。

清扫首先必须要重视的是安全，一是保洁人员和现场员工的人身安全，二是现场物品、设施设备的安全。 清扫时清扫工具比较重要，"工欲善其事，必先利其器"，清扫工具准备的要点是"必要的用具、必要的数量、必要的时候"。 医院环境一般分为清洁区、缓冲区（半污染区）和污染区，不同区域使用的清扫工具应当进行明确的颜色区分，清洁区为蓝色，缓冲区（半污染区）为黄色，污染区为红色，避免交叉感染。医院清扫的区域非常大，遍布每一个角落，因此要做到不留死角，就必须将清扫任务层层分解，细化区域，分摊到每一个部门、科室，甚至是个人身上。

垃圾分为医疗垃圾（医疗废物）和生活垃圾。 医疗垃圾（医疗废物）主要分为感染性废物、病理性废物、损伤性废物、药物性废物和化学性废物等。 生活垃圾主要分为可回收物、厨余垃圾、有害垃圾和其他垃圾等。

S3:整顿

整顿的定义是将需要物品进行定位、定量、定容摆放，并进行明确的标识。 简单地理解就是科学布局、取用快捷。 整顿的"三定原则"指的是定位、定量和定容。 第一个原则是定位，是指根据需要物品的使用频率和使用的便利性确定物品放置的场所或位置。 第二个原则是定量，是指确定在工作场所或其附近的需要物品保持合适的数量。 第三个原则是定容，是指明确放置物品的使用容器的大小和材质。

整顿的结果要达到任何人都能立即取出所需物品的状态。 实践中，都要站在新进员工或非专职人员的立场来看，看清楚什么物品该放在什么地方更为明确，要想办法使需要物品能立即取出使用，并在使用后能快速恢复到原位，没有恢复或误放时能马上知道。

日常生活中，我们是通过"五感"（视觉、嗅觉、听觉、触觉、味觉）来感知事物的。 其中，最常用的是"视觉"。 据统计，人类行动的 60% 是从视觉开始的。 目视管理就是通过视觉刺激，使人的意识产生变化，不知不觉让人的行为随之改变的一种管理方法。 目视管理是一种以公开化和视觉显示为特征的管理方式，也可称为"看得见的管理"或"一目了然的管理"。

医院环境是一个极为特殊的公共场所，其组成复杂、科室部门繁多、走道纵横、人流物流交错，将是决定医院环境好坏的关键，因此，目视管理在医院环境中比较重要。

定位管理也是目视管理的一种重要方法，都具有公开化和视觉显示的特征。 定位管理应用在医院与生产企业中大体相同，但又因行业特点有所不同。 如医院临时存放医疗废物的桶、车的定位管理，手术器械在术前、术后的定位管理，特殊药品的定位管理等。

物品定位主要有以下几种方法：一是图形定位。 就是绘制物品放置位置的简要示意图。 通过图形定位的形式把工作台面上的所有物品进行定位，同时，在示意图下方明确了整顿的要求和管理责任。

二是标签定位。 通过张贴标签的方法对印章、电话机、签字笔、笔记本和其他物品进行精确定位，这样无论谁来使用都不会放错或放乱位置。

三是画线定位。 就是用直线、曲线或轮廓线的方式标出物品的位置。 这种定位的方法在后勤维修部门的维修工具管理中经常使用，最大的优点是形象、直观。

四是编号定位。用数字编号的方式来给物品定位。这种方法主要用于同类物品或外表相同物品的定位，防止发生错误。一般情况下，每一个编号，都有相应的责任人说明或使用凭证。

物品定量管理，通常在不影响正常工作的前提下，物品的数量是越少越好，也就是通过物品定量控制使工作有序化，减少和消除浪费。当然，要做到合理设定定量管理标准，就要充分考虑最大和最小库存量，以及科室或病区中该类物品或耗材的日常用量和使用频率，最好利用台账的方法予以记录。在具体的操作中，可以通过设定限高标识线或限量数字贴纸的方式进行可视化标准管理。

物品定容放置所要达到的效果就是整齐、高效。放置物品的容器包括箱子、盒子、托盘、捆扎、整数码放、小车存放等多种形式。要求同一场所内放置的容器规格尽量统一，并配以标准的包装、标识。但是不同物品的容器要在颜色、标签的方面加以区分，防止混淆。

物品标识是整顿工作的重要环节。在我们的日常生活中，标识无处不在，比如食品的标签、高速公路上的路标、办公室的门牌、电影院的海报等。这些标识的共同特点就是传达给人们一种共享信息，即人们看到这些标识的时候，不用开口询问或请人讲解就能获取相关信息。

物品明确标识要精心设计、分步实施。首先，医院和科室要确定标识制作的范围。要确定哪些物品需要做标识，哪些物品不需要做。并不是所有的物品都需要做标识，也不是标识越多越好，应根据物品的特性和用途来决定。其次，聘请广告公司专业设计人员一起查看现场，就需要对设计标识的物品进行测绘，双方共同探讨，设计标识初稿，既要符合功能需要，又要符合审美要求。最后，标识初稿应交医院管理者审核确定。标识定稿后，就可以制作并下发使用了。

物品标识的种类有很多种，用途也各不相同。一是设备状态标识。标识的左半部分明确了设备的管理责任，包括责任人、维护周期、监督人、监督周期等内容；右半部分告知设备的使用状态，比如正常使用、设备维护中、暂停使用等。

二是电源开关标识。当有两个或两个以上的电源开关集中到一起组合成开关组时，往往容易混淆每个开关所控制的终端，比如电灯开关组、空调开关组等。电源开关标识的目的就在于将开关与所控制的终端一一对应，有效地精确控制，同时避免资源浪费。

三是药品器械标识。医院药房和病区都存放着种类繁多的药品、耗材和医疗器械，特别是高危药品，如果使用的品种和剂量出现差错，就会导致出现危害患者健康的情况，甚至是危害患者生命。

四是患者信息标识。住院患者一览表、住院患者床头卡、患者检验的标本、检查和手术的部位都需要按要求进行明确的标识，防止医疗差错的发生。

五是办公用品标识。办公场所涉及的办公用品较多，比如笔、纸张、文件、订书机、计算器、直尺、剪刀、印章、胶水、钥匙等，为了避免到处寻找，也需要进行定位、定量、定容和明确标识。

S4：规范

规范的定义是维持前3S的成果，实现制度化、标准化和规范化。简单地理解就是标准规范、保持成果。规范侧重于对前期3个S推行工作的汇总与梳理，形成规范性的操作流程和文件，保证5S管理的推行不会偏离方向。

规范是医院5S管理中的关键环节。各种规章制度的制订和施行，无不体现出规范就是为了理顺管理中各个环节出现的问题。在医院5S管理中，规范是对前三项——整理、清扫、整顿环节所有成果的集中梳理和标准化。规范是5S管理中前3个S上升到素养的必经过程和必要过渡，也是5S管理得以延续和推广的关键。

规范主要有三个步骤：制订标准、执行标准和改善标准。一是制订标准，就是寻找最好的做法并以文字、图片或录像的形式确定下来。在制订标准以前，必须要明确标准制订的范围，即确定哪些内容需要制订标准。因为医院不可能也没有必要将所有的内容都制订标准。应根据80/20原理来明确关键的20%的内容，即解决了80%的工作范围。制订标准应该深入现场，由一线员工和现场管理者来共同制订。

二是执行标准，就是严格按照标准的要求去开展工作，将标准落到实处。如果没有付诸实施，再完美的标准也不会给医院带来任何帮助。如果说制订标准是少部分人的任务，那么执行标准就是全院员工应彻底贯彻的事情。执行标准甚至比制订标准更重要，因为执行标准的好坏直接影响着5S管理推行给医院带来利益的多寡。

三是改善标准，就是将标准改善再提高的过程。当现有的标准出现问题或者发现了更好的标准时，应当对其进行完善。这一点非常重要，因为它是推动医院5S管理有效开展的原动力。

S5：素养

素养的定义是通过前面4S的活动，使员工自觉遵守各项规章制度，养成良好的工作和生活习惯，从而提高员工整体素质，提升医院核心竞争力。素养强调的是持续保持良好的习惯。简单地理解就是遵守制度、养成习惯。

素养是5S管理的核心，更是医院员工所期盼的"终极目的"。在5S管理活动中，医院管理者不厌其烦地指导员工做整理、清扫、整顿、规范，其目的不仅在于希望员工将物品摆放好、擦拭干净而已，更在于使之养成良好的工作和生活习惯。 医院应向每一位员工强调遵守规章制度、工作纪律的意识，此外，还要强调创造一个良好风气的工作场所的意义。 如果医院大多数员工都对以上要求付诸行动，那么少数素质不高的员工就会自觉抛弃坏的习惯，转而向好的方面发展。

素养的基础在于前 3S，能够做到前 3S 是因为能够切实遵守既定的规则，而不遵守前 3S 规则的话，素养也无法成立。

所谓整理就是丢弃不要的物品，之前也讨论过"判断和勇气对于整理很重要"。但是为了进行判断必须要先制订一个基准。 遵守这个基准就是素养的具体体现。 不是随意地去判断这个物品是否应丢弃，而是严格按照一个月内如果用不到就要丢弃的基准去执行。

医院有的区域是由员工自己清扫，对于如何去进行，每家医院都应该有明确的规定，严格遵守规定就是素养。 特别是采取轮流清扫的区域，严格履行自己的职责就显得非常重要了。

医院的办公用品、药品、器械和设备等用完后物归原处非常重要。 不管物品的放置场所和位置多么固定，如果使用完毕后不放回原处的话一切都毫无意义。 与整顿相关的素养也十分重要。 两班倒或三班倒的工作模式，由于医院员工之间不能进行充分的交流，素养就显得更重要了。

素养教育的对象是医院全体员工。 无论是医院管理者还是现场员工，大家都是素养教育的对象。 就连在医院工作的保安、保洁、司机、维修人员、志愿者和义工等，都是医院素养教育的对象。 素养教育要把握一个规律，21 天改变行为，90 天形成习惯，150 天浴火重生，素养形成过程中，每一个时间点的把握都非常重要。

✤ 医院 5S 管理的实施

医院 5S 管理看似比较简单，但真正能够持续不断全面推行的医院并不多。 医院 5S 管理取得成功的关键支柱是：一是医院高层管理者的强烈意愿，特别是医院院长的态度和决心尤为重要；二是医院中层管理者是否有能力来推行，具体负责的职能部门和试点科室负责人的能力非常重要；三是医院基层员工是否有时间来推动 5S 管理。医院 5S 管理成功与否，还有三个注意事项：一是正确理解 5S 管理；二是有效推行 5S

管理；三是积极享受 5S 管理。

医院 5S 管理没有严格的导入时机，但是 5S 管理作为一项长期的管理活动，选择不同的时机导入，工作的难易程度和员工的接受程度会有所不同，也会影响进程和效果。一般在以下几种情况下导入的成功率较高。

一是重要人事变动时。在医院主要领导或主管部门领导变动的时候，医院员工都希望新领导能带来新的改变，把 5S 管理作为改善医院环境、重塑医院文化、提升医院管理的举措之一，员工更容易接受，推行的阻力也会小一些。

二是新迁业务场所。医院新建、扩建业务场所后，在新的区域按 5S 管理标准规划、设置及管理，比较容易一步到位，往往会起到事半功倍的效果。这种时机要事先规划、教育训练，硬件部分在设计时就应考虑环境维护和区域规划，当人员进入时，就能遵守新环境的 5S 管理规则。

三是引进新的项目时。常常在一个墨守成规的环境里，突然改变一些工作习惯，容易引起"保守"员工的强烈反抗，而借助新设备、新技术等项目的引进，及时导入 5S 管理的观念和行动，能迅速达到目的。

四是新年度开始之时。新年伊始，除旧迎新最适宜，此时结合年度工作计划及新年全面开展 5S 管理活动，比较容易为广大员工所接受，迈出 5S 管理的第一步。

医院 5S 管理推行组织

医院 5S 管理的组织体系一般包括医院 5S 管理领导小组、医院 5S 管理办公室（或者推行小组）、科室 5S 管理推行小组。医院层面要专门配备 5S 管理督导员，全职或兼职均可，但是在医院 5S 管理推行的前期，工作的重点应该在 5S 管理。科室层面要有兼职的 5S 管理联络员，要保证有一定的精力和时间参与 5S 管理工作。

医院 5S 管理领导小组一般由最高领导担任主要负责人，专门指定一名副院级领导具体负责。主要职责包括全面负责医院 5S 管理工作的组织、领导；批准 5S 管理推进确定的目标和推行实施方案；制订 5S 管理的奖惩制度，为活动推行提供人员和资金等方面的支持；督导医院 5S 管理办公室及科室 5S 管理推行小组的推进工作。

医院 5S 管理办公室是 5S 管理推行前期的核心力量，起着非常重要的承上启下的作用。根据医院规模和工作量的大小，5S 管理办公室人员可以是兼职或全职，办公室可以单设或者挂靠。主要职责是负责制订 5S 管理实施方案、计划和要求等；负责 5S 管理的教育培训和辅导等；负责起草和管控 5S 管理的相关文件，并跟踪文件的执行情况等；负责整理和收集 5S 管理的相关资料和信息等。

科室 5S 管理小组，一般由科室负责人担任组长，选定 1 名联络员和 2～3 名组员组成。 主要职责包括科室 5S 管理的推进方案和计划，科室 5S 管理的教育培训，科室 5S 管理的监督检查和奖惩，收集和整理科室 5S 管理的资料和信息。

医院 5S 管理督导员，类似于医院等级评审的内审员。 医院在推行 5S 管理的活动中，需要进行很多次 5S 管理教育培训和现场辅导，同时还需要对科室开展 5S 管理的情况进行监督和检查。 医院应根据规模的大小，培养一批医院 5S 管理督导员。

医院推行 5S 管理的常见方法有三种：一是医院自行组织学习并依靠自身推行；二是邀请经验丰富的管理咨询顾问来讲课辅导，再依靠医院自身推行；三是从培训学习到推行的全过程，都聘请管理咨询顾问参与并协助推行。

医院 5S 管理实施方案

医院在推行 5S 管理之前，首先要在医院层面和科室层面分别召开项目启动会，主要的目的是医院全体员工达成共识，增强项目实施的信心。 医院 5S 管理是一项长期性的管理创新和服务改善工作，涉及医院管理的方方面面，必须从大处着眼、从小处着手，以问题为导向、以结果为驱动，逐步地全面推行。

医院 5S 管理实施方案是否具体和具有可操作性，是 5S 管理能否推行成功的一个重要因素。 通过实施方案将 5S 管理项目、具体实施方法及达成时间落实到相关人员，明确责任，以便能及时追踪，并进行评估，确保按实施方案落实各项推行工作。

5S 管理是一项长期、持续、有效的改善活动过程，主要分为准备阶段、实施阶段、检查阶段、改善阶段。 医院 5S 管理实施方案应当包括 5S 管理的目标、组织机构、实施步骤、工作重点、时间节点、措施要求等。 在每个阶段制订具体的计划，清晰定义各个阶段的任务、对策措施和责任人。

举例：5S 管理推进计划

序号	项目	推进计划												备注
		1 月	2 月	3 月	4 月	5 月	6 月	7 月	8 月	9 月	10 月	11 月	12 月	
1	5S 外派培训													
2	筹建 5S 推进委员会													
3	5S 全员教育													
4	推进 5S 改善样板													
5	5S 日													

序号	项目	推进计划												备注
		1月	2月	3月	4月	5月	6月	7月	8月	9月	10月	11月	12月	
6	红牌作战													
7	看板作战													
8	医院大扫除													
9	建立巡视制度													
10	建立评比制度													
11	5S之星													
12	表彰/报告会													

医院5S管理仅仅靠强制、命令、教育、培训是不可能顺利实施的，定期按照目标进行检查和考核是必须的，而检查和考核的依据就是5S管理评价标准和考评细则。5S管理的检查和考核，必须与考核奖惩相结合才能够达到预期的效果。考核和奖惩是医院5S管理前进的"加油站"，是激励和推动医院全员参与的重要方法。通过考核和奖惩，能表扬先进，激励后进，能够满足员工的成就感。

举例：办公室5S考核表

序号	检查项目	5S标准	检查	评分
1	办公室	办公室应标识	是否标识	2.5
		无非必需品	是否有非必需品	2.5
2	办公桌	文件、资料整齐放置，不得凌乱	成沓的文件是否参差不齐，或零散的文件是否歪斜、凌乱	2.5
		非每日必需品不得存放在办公桌上	办公桌上是否只放置每日最低限度内的用品	2.5
		抽屉内物品摆放整齐	是否杂乱	2.5
		私人物品应分开、整齐地摆放一处	是否分开摆放，是否整齐	2.5
3	办公桌下地面	除清扫用具外不得放置任何物品	是否堆放有其他物品或是否标识	2.5
		地面保持干净、无垃圾、无污迹及纸屑等	是否有垃圾及纸屑等	2.5
		垃圾桶内的垃圾及时清理	是否及时清理	2.5

续表

序号	检查项目	5S标准	检查	评分
4	办公椅	办公椅、办公桌应保持干净、无污迹、灰尘	是否有污迹、黑垢	2.5
		人离开办公桌后，办公椅应推至桌下，且应紧挨办公桌平行放置	是否没推至桌下或未呈水平放置	2.5
		椅背上不允许摆放衣服和其他物品	是否摆放有物品	2.5
5	文件柜	应保持柜面干净、无灰尘	是否有污迹、灰尘	2.5
		柜外应有标识，且标识应一律贴在右上角	是否不按要求标识	2.5
		柜内文件（或物品）摆放整齐，并分类摆放	是否整齐，是否分类摆放	2.5
		柜内不得摆放非必需品	是否有非必需品	2.5
		文件夹上要有标识，同一部门的文件夹外侧的标识应统一	是否有标识，是否统一	2.5
		文件夹内必须有文件目录	是否没有目录或不能按目录准确取出	2.5
		文件（夹）实施定位化（斜线）	是否画线	2.5
6	人员	按规定穿工作服、佩戴员工证	是否有不穿工作服，或不佩戴员工证的情况	2.5
		工作服扣子（拉链）必须全部扣上（拉上），掉了必须补上并保持干净	是否没有扣上（拉上），或扣子脱落，工作服及衣领上是否有脏污	2.5
		在办公区（室）任何时候不得脱鞋，并保持干净	是否有脱鞋现象或工鞋有黑垢	2.5
		工作态度要良好	是否有员工聊天、说笑、打瞌睡或从事与工作无关的事	2.5
		不得在办公区（室）吸烟	是否有在办公区（室）吸烟的现象	2.5
7	门、窗等	有责任人，并标识	是否有责任人，并标识	2.5
		保持门、窗干净、无灰尘、无蜘蛛网	是否有污迹、灰尘、蛛网	2.5
		人走后（或无人时）应关闭门、窗	是否随手关闭门、窗	2.5
		靠近走道之处无障碍物	是否有障碍物（如窗帘等）	2.5

序号	检查项目	5S 标准	检 查	评分
8	电脑、复印机等	应保持干净，无灰尘、无污迹	是否有灰尘或污迹	2.5
		电脑线应束起来，不得凌乱	是否没有束起来或凌乱	2.5
9	电话、传真等	应保持干净，电话线不得凌乱	是否有灰尘或电话线凌乱	2.5
10	其他电器	无人时须关闭电源	是否节约用电	2.5
		饮水机保持干净	是否干净	2.5
		坏了及时维修（或申报维修）	是否维修	2.5
11	其他	目视板必须定期进行整理，内容必须及时更新，并保持干净	是否有过期的内容或灰尘	2.5
		考核表应及时更新，并目视化	是否目视化	2.5
		应有人员去向板	是否有人员去向板	2.5
		当事人不在，应有电话"留言记录"	是否有记录	2.5
		报架上报纸摆放整齐	是否摆放整齐	2.5
		盆景应新鲜	是否有枯死或发黄的现象	2.5

医院 5S 管理宣传培训

医院 5S 管理活动中的主要动力是一线员工，最大的阻力同样是一线员工。医院要想积极、有效地推进 5S 管理活动，做好全面的宣传和全员的培训工作就显得尤为重要。

全面宣传是让医院员工了解 5S 管理的意义、目标、实施方案等内容的最为广泛的方式，主要的途径有内部会议、宣传标语、简报、医院网站、微信公众号等。医院可以组织医院管理者和骨干员工到 5S 管理的标杆医院参观学习，让他们认识到自己医院与标杆医院之间的差距，同时强化参访者 5S 管理推行的决心和愿望。医院在 5S 管理推行的过程中，可以举办征文比赛、知识抢答、演讲比赛、摄影比赛、优秀案例、宣传海报等活动，充分发挥员工的潜力，宣传 5S 管理理念并实践。

医院 5S 管理领导小组和医院 5S 管理督导员，可以参加 5S 管理培训课程，系统学习 5S 管理的基本概念、实施方案和应用工具。能够掌握 5S 管理推行的技巧和方法，对实施 5S 管理进行现场的检查和监督，并逐步培养成为医院 5S 管理的内部培训讲师。

医院 5S 管理的内部培训可以分层次进行，邀请管理咨询顾问对科室 5S 管理小组成员和科室 5S 管理联络员进行相应系统的培训。然后再由医院 5S 管理内部培训讲师或者科室 5S 管理联络员对其他员工进行培训。医院新进员工在入职培训时应当接受 5S 管理培训和参观 5S 管理成果，提高对 5S 管理的依从性。

医院 5S 管理试点推广

医院 5S 管理重点在于解决现场管理的问题，推行前必须先了解医院现场管理存在的问题。全面了解医院现场管理存在的问题后，先要在基础管理较好，且部门、科室负责人愿意改变的科室或部门进行试点，取得一定的成效后再进行全面推广，这就是由易到难、由局部到整体的推行过程。

从局部试点到全面推广是 5S 管理活动的重要步骤。根据医院性质、规模和 5S 管理特点，一般选择隶属于不同性质的部门，比如住院病区、门诊诊室、医技科室、行政后勤等作为试点，它们分别代表办公场所和业务场所。

当医院试点部门、科室推行 5S 管理取得一定的成效后，医院可以根据具体情况逐步扩大推广部门和科室。试点部门、科室应及时总结成功的经验和失败的教训并与其他部门、科室交流分享，加快推广的速度和提高成功的概率。

附 件

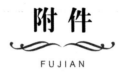

FUJIAN

医院 5S 管理现场诊断表

序号	现状描述	设定标准	存在差距	改善措施	责任人	改善期限	监督人

第 7 章
塑造员工服务行为

随着社会的发展，我国的医疗技术与发达国家医院的差距逐步缩小，但是医院的服务水平却没有随着医疗技术的提高而提升。这与我国医院的服务理念和服务模式没有得到根本的转变有较大的关系，数十年的计划经济体制使得医院不重视服务，更漠视服务在医疗过程中所起到的作用。

医疗技术随着社会的发展在突飞猛进，患者和家属对医院服务的要求在不断地提高。医院服务已经不仅仅局限于单纯地看病、检查、打针、输液、发药等工作。患者和家属更加渴望医院能够提供全身心、全方位的优质服务。

医院员工的服务行为不同于其他服务行业的服务礼仪和简单的操作，医院的服务应当是专业技术与人文服务的有机结合。医院员工的服务行为会给患者和家属带来切身的感受，医院的一线员工特别是医生和护士与患者接触的时间最多，所以一线员工的服务行为尤为重要。

❧ 服务标准

医院的绝大多数操作技术都有规范和标准，而如何服务患者和家属却缺乏相应的规范和标准。在全社会服务相对比较好的航空业和酒店业，都有比较详细的服务标准和系统培训。

把患者的期望转化成确切的员工服务标准，成为医院员工的日常行为规范。服务标准化通常意味着服务行为不变的顺序过程，和物品的大批量生产类似，每一步都按照顺序安排，所有的产品都是统一的。然而服务个性化通常是指根据患者的个体需求，对服务的流程和标准进行修改或者调整。其实，医院员工的很多服务行为是常规性的工作，对于这些工作，详细的标准和规范比较容易设立且能够有效实施。还有将医院员工的大部分服务行为进行标准化后，医院员工可以抽出时间和精力为患者提供个性化的服务。

将医院员工服务行为标准化的好处有：一是提升服务水平，保证医院服务每天二十四小时，每周七天都能够保持相同的服务水平；二是减少服务差错，当把员工大部分常规性的服务行为标准化以后，服务发生差错的概率会明显下降。服务的标准化并不意味着服务表现为一种呆板、机械的方式。将医院员工服务行为标准化后，实际上仍能够给员工有效授权，并且使员工在授权之下快乐、轻松地工作。

我们每一次乘坐飞机，当走近飞机窗门的时候，都会有一个面带微笑的乘务员站在那里，与你进行柔和的目光接触，然后再说上一声："您好！欢迎乘坐××航空公司的班机。"每一次都让乘坐飞机的乘客有一种宾至如归的感觉。

在飞机的走廊里，每隔一段距离也会同样地站着一位乘务员，他们有同样的微笑和甜美的问候。他们还不时地提醒："请前面的乘客先坐下来，方便后面的乘客通行。"如果是坐在应急窗口位置的乘客，还会有专门的乘务员对其详细地讲解应急窗门打开的使用方法和注意事项。

当乘客们都找到自己的座位坐下后，乘务员可能会拿着毛毯和报纸询问是否需要。然后他们就开始整理行李和关闭座位头顶的储物窗。

接下来就是乘坐飞机的安全须知的视频播放或者现场的演示，起飞以前他们还会逐一地检查座椅是否调直，载物板是否收起，遮光板是否打开，手机是否调至飞行模式等。

每一个航空公司，每一个航班，每一位乘务员的服务行为有着百分之九十以上的相似度。这就是航空业的服务标准化，保证了整个行业较高的服务水平，也是区别于火车、公共汽车、出租车等其他交通工具的最大不同。

我国医院很少有员工服务标准。在新加坡的医院基本上都有员工服务标准，主要包括关键时刻、服务循环和服务剧本等三种形式。关键时刻是指医院的每一次一线员工与患者接触的瞬间为关键时刻。服务循环是指患者的就医过程，由十几个或几十个服务环节所组成。服务剧本是服务标准的一种直观的表现形式，多由一线员工根据实际的工作流程讨论制订。

关键时刻

关键时刻这一观念在全球企业界的流行，和北欧航空公司前总裁詹·卡尔森的一本同名著作有关。 1986 年，卡尔森写了《关键时刻·MOT》一书，记录北欧航空公司起死回生的传奇故事。 卡尔森接掌公司总裁职位后，采取以顾客为导向的经营策略，改变自上而下的官僚主义领导方式，打破金字塔式的组织结构，授权那些直接服务顾客与市场的一线员工，共同提升公司的服务水平，使濒临破产的北欧航空公司反败为胜，成为业界最受尊敬的航空公司之一。

北欧航空公司每一年总共运载约 1000 万名乘客，平均每人接触公司 5 名员工，每次约 15 秒钟。 也就是说，这约 1000 万名乘客每人每年对北欧航空公司"产生"5 次印象，每次约 15 秒钟，全年总计约 5000 万次。 这约 5000 万次"关键时刻"便决定了公司未来的成败。 因此，北欧航空公司必须利用这约 5000 万次的"关键时刻"向乘客证明，搭乘北欧航空公司的飞机是最明智的选择。

服务行业的关键时刻符合心理学上的首因效应。 首因效应也称第一印象，就是说人们根据最初获得的信息所形成的印象不易改变，甚至会左右对后来获得的新信息的解释。 实验证明，第一印象是难以改变的。 因此在日常交往过程中，尤其是与别人的初次交往时，一定要注意给别人留下美好的印象。 第一印象主要是依靠性别、年龄、体态、姿势、谈吐、面部表情、衣着打扮等，判断一个人的内在素养和个性特征。

首因效应在人际交往中对人的影响较大，是交际心理中较重要的名词。 人与人第一次交往中给人留下的印象，在对方的头脑中形成并占据着主导地位，这种效应即首因效应。 我们常说的"给人留下一个好印象"，一般就是指的第一印象，这里就存在着首因效应的作用。

第一印象并非总是完全正确，却是最鲜明、最牢固的，并且决定着以后双方交往的过程。 新加坡中央医院服务手册就谈道："第一印象往往是最后印象。"切记：患者对医院的评判来源于您的形象和服务！ 经过短暂的接触，患者已经对医院的服务品质，甚至是医疗质量有所了解。

医院普外科有一位年轻的本科毕业医生，专业技术和服务态度都很不错，经常得到患者和家属的表扬。 有一天，这位年轻医生所管病床有一位胆囊结石患者，患者和家属都是七十多岁的老年人。 手术后，他们就在主任面前表扬这位年轻的医生，不但技术水平高，而且服务态度也不错。 当主任听到患者和家属表扬科室的医生时，他感到非常高兴。

星期六、星期天主任休息，星期一刚到办公室，患者的老伴就怒气冲冲地闯进主任办公室，说道："昨天为什么换了一个像小混混的人来查房，我们原来的医生到哪里去了？"主任听了非常纳闷：昨天没有更换医生，到底是怎么一回事？他马上把这位年轻的医生叫过来一看，立即明白了是怎么回事。

原来是这位年轻的医生为了赶时髦，不知在什么时候去把头发的前面染了一撮黄毛。主任看到这个模样非常生气，限定这位年轻的医生半小时内把头上的黄毛变回来。

这位年轻的医生就是因为头上的一撮黄毛，就让一个技术水平较高、服务态度较好的医生变成了一个小混混医生。可见我们医务人员留给患者和家属的第一印象是多么的重要，我们和病人的每一次接触和交流都是第一印象，我们要时刻关注自己良好的形象。

医院员工的职业着装给患者的第一印象也比较重要。传统的医院员工都是穿着白色的大褂，白大褂已经成为广大老百姓心中对医生、护士认同的标准符号。很多医院的工作服材质都比较差，并且都是按大、中、小号来设计，大部分医院员工穿上后不但不能提升职业形象，反而还有一些丑化的情况出现。医院里还有一个特殊的群体——孕妇工作人员，还有很多医院没有想到给她们设计随着身材的变化而变的得体和漂亮的工作服。

白色的工作服在医院应该是医生、护士和药剂师（食堂的厨师也应该是白色的服装）等专业技术人员的标志和象征。还有很多医院的收费、挂号和其他行政后勤人员，甚至包括清洁人员都是白色的工作服。容易让患者和家属从工作服的颜色上混淆医院里不同岗位的员工。

医院根据行业的特点、习惯和自身的实际情况，应当将医生（可以包括辅助检查人员和药剂人员等）、护士、窗口服务（包括收费、挂号等）、行政、后勤、保洁、保安等岗位的职业装的款式和颜色进行必要的区分，便于患者、家属和医院内部员工都能够一目了然地知道为自己服务的人员大概是哪一个岗位和部门的。这绝对不是去区分员工的不同等级或者说歧视某些岗位。

服务循环

患者来到医院急诊或门诊就诊和住院治疗时，最少会有十几个，最多会有几十个服务的环节，医院的优质服务，患者和家属在急诊或门诊就诊和住院治疗时会有一个全程体验。 在医院就诊和治疗的复杂、繁多的服务环节中，哪怕某一个服务环节给患者和家属造成了不良的印象，都可能影响到患者和家属对医院服务的评价。

传统医院患者到门诊就诊流程比较复杂，患者踏进医院的第一步首先是在导诊台询问，自己的病情应该挂哪个科室的号。 在城市的大型三级甲等医院，内科、外科和其他专业的门诊都可能是十几个，甚至几十个，让患者选择在哪个科室看病是一个非常艰难的选择。 由于我国的全科医生制度和分级诊疗体系还没有真正地建立，如果患者同时患有多种疾病，需要不同的临床学科诊断、治疗，到底应该看哪些科室，先看哪个科室，这也是一个非常艰难的选择。

随着信息技术的发展和诊疗体系的完善，患者希望就诊流程能更加简化，在医院看病花的时间减少。 患者最希望的就诊流程是，在预约的时间直接到相应的门诊诊断室就诊，在最短的时间内去辅助检查科室检查，然后就可以回家。 医院的辅助检查报告资料可以在手机上直接查询，如果需要开药的话，医生开好处方后，直接有快递公司快递到家。

温州医科大学附属第一医院每年约 400 万门诊患者零排队，颠覆你的传统印象。

在该医院，患者或家属可以通过 114 和 12580 电话、现场、院内外网络、微信、手机 App、支付宝等多渠道预约。 病人在医院的每一个环节都能收到短信，一个人在医院就诊会收到七条短信。 短信是医院与每个患者的连接器，所有事情都会通过短信通知。 医院还给每个医生配了个打印机，用来打印小纸条，上面的内容跟短信一样，这样能够方便老年患者。

开通现金预存（窗口、自助机、银行网点）、非现金预存（银联卡、在自助机上用银联卡刷卡转账、银行柜台转账、网银转账、电话银行、手机银行转账、支付宝转账、微信转账）及护士站出入院预存结算等方式。 除银行外，医院还整合医保、移动、电信、支付宝、公交、媒体等院内院外资源，为患者提供全程、全方位的人性化服务。

将医疗信息系统延伸至患者和医护人员的数字终端，向患者提供"医患沟通平台""分级诊疗""移动医疗""诊后服务""视频医疗"等网络窗口和健康咨询、健康评估、移动健康等服务功能。

开发"家庭医生"手机门诊系统，复诊病人可以先不去医院，让经治医生提供开化验特检单等诊疗服务，免除路途往返的辛苦；医生可以随时随地查看病人的检查报告单，了解病情、解答病人咨询，实现了复诊病人"足不出户、在家看病"的就医模式创新。

患者住院治疗的流程和程序会更加复杂，首先要到出入院处办理住院手续。 然后到病房的护士站登记，等待安排床位。 护士带领患者到对应的病床上，可能在这个病房里的另外几位患者的生活习惯和性格特点有很多的不同，但患者无法选择和谁住在同一间病房。 接下来，患者将耐心地等待主管医生和责任护士的到来，他们要认真地询问病史和仔细地检查身体，也可能是值班的医生和护士来做这些事情，第二天接待患者的可能是另外的医生和护士。

医生和护士对患者进行病史询问和身体检查以后，他们会交给患者一大摞辅助检查申请单，需要患者在不同的地方和不同的时间去做检查，可能还有一些患者无法完全记住的注意事项。 患者做完相关的辅助检查回到病房以后，医生和护士又拿着一堆知情同意告知书，让患者和家属分别签下自己的名字，甚至还要按下自己的手印。 最后等待医生开出医嘱，等待着吃药、打针、输液、手术或者其他的治疗。

患者住院治疗一段时间，病情好转、治愈或者无效，甚至是死亡，都需要办理出院手续。 办理出院手续首先需要医生下达医嘱，然后护士给予办理，还需要领取出院带药单，需要盖章的住院诊断证明，并打印住院费用清单和住院病历资料。

国外部分医院为了方便住院患者，专门在住院病区为每个住院患者配备病例管理者（又称个案管理师或病例经理）或者病区协调员。 病例管理者或者病区协调员作为患者的代言人，从患者入院到出院的整个过程，所有的沟通和协调的工作都由他们来完成，最大限度地减少患者和家属的障碍和不便。

门、急诊患者就诊结束和住院患者治疗出院，医院服务的最后环节也非常重要。最后与患者接触的环节可能是医生、护士或者药剂师，也可能是清洁工、保安或者司机。 最后印象与第一印象同样能够给患者、家属留下深刻的印象。

医院骨科一女性患者手术效果非常好，出院时就能自己下地行走回家，并且科室的医生和护士的服务态度也比较好。 患者和家属在出院前分别到医生办公室和护士站感谢给自己诊断治疗和护理的医生、护士。

患者离开护士站来到病区的走廊上，正好碰见清洁工在埋头拖地，没有想到拖布正好弄脏了左脚的鞋子，当患者将左脚提起，放下右脚的时候，又一拖布擦到了右脚的鞋子。 清洁工只顾埋头干活，完全没有注意到患者的存在。 患者刚才还非常愉快的心情，被清洁工的两拖布"擦"没了，但是想到医生和护士对自己的好，患者还是强忍住了内心的不快。

患者从入院到出院的每一个服务环节，哪怕是与患者疾病诊断、治疗、护理、康复毫不相关的事情，都会影响到患者和家属对医院体验的感受。医院应该保证患者和家属在医院的每一个服务环节中都能够得到高效、优质的服务。九颗糖和一记拳头的故事最能够说明服务应该是全员和全过程的，当我们先给一个人九颗糖的好处，然后再给一记拳头的坏处，相信谁都会记住一记拳头的坏处，而忘记了九颗糖的好处。

患者就诊或者出院回家，在饮食、运动、药物或者其他方面需要注意什么，如果发生了紧急的病情反复或者加重，应该采取什么样的措施和到什么地方急救，医院的医务人员都应该口头告知或者提供书面的资料。不能行走或者其他特殊的患者如何安全到达家中，也是医院应该考虑的问题。

服务剧本

服务行业的管理者和调查人员曾把服务和戏剧进行比较，这两者的目的都是在观众（即患者和家属）面前创造和保持良好的印象，两者都需要通过仔细管理演员（即医院一线员工）和他们的行为来完成。实际上，为患者和家属提供服务的医院管理者和员工，必须要扮演与戏剧相似的角色（包括导演、编剧和演员）以保证服务的演出让观众感到快乐和满意。

医院一线员工在进行常规工作时的技能、表现形式、对"表演"的投入程度，都对服务传递起到关键的作用。当医院一线员工"表演"时，能与角色融为一体，传递的是一种真诚的服务。而当医院一线员工将其"表演"视为一种任务或者是为了获取报酬时，其"表演"可能非常拙劣。

影响医院一线员工角色"表演"的一个重要因素是服务剧本。服务剧本是由一系列既定的行为、员工和目标组成，并通过反复参与来确定患者对服务的期望。

接受口腔科的检查是一种服务体验，整个服务过程需要一个很好的服务剧本来遵循。接受口腔科检查的患者希望得到以下的服务：患者进入接待区，有接待人员主动打招呼。然后坐在相对隐秘的独立牙椅上，口腔科医生询问需要解决的问题，再进行认真的检查和治疗。当患者接受的服务符合上述程序时，他对服务表示满意。当服务偏离上述程序时，他会感到不满意。

设想一下，患者到另外一家医院看口腔科。那里没有专门的等候区和接待人员，直接就进入一间很多个病人共用的治疗室。当这里的服务程序与其他医院口腔科的服务程序不一致时，患者会对这里医生的治疗水平产生怀疑。

新加坡的医院为了能够给患者提供统一和优质的服务，根据每个服务的环节提供标准的服务程序。就医院一线员工给患者和家属提供服务的行为，根据临床工作的实际需要及如何满足患者的需求，明确了具体的肢体动作和语言规范，并且进行反复的模拟演练和现场实践。

患者接待服务剧本

距离	肢体动作	语言规范
10 步	目光接触 面带微笑 准备服务	
5 步	主动问候	"您好！"或"早上好！" "中午好！""下午好！"
1 步	握手示意	"请坐！" "请跟我来！"

新加坡医院对每一位员工都要进行患者接待培训，将整个接待分为三步：即 10－5－1。当患者离医院员工有 10 步远的距离，首先是目光的接触，其次是面带微笑，最后是准备服务。准备服务包含两层意思，一是停下手中的活动，例如书写记录、查看电脑；二是放下心中的事情，即不再去思考上一位患者或者自己其他的事情，充分显示出医院的员工留给患者和家属的第一印象是重视和尊重。

当患者离医院员工有 5 步距离的时候，应主动向患者和家属问候，方便的时候可以起身站立。当患者离医院员工只有 1 步左右距离的时候，主动伸出手来与患者握手。实际上，接待患者的三个步骤非常简单，只要通过简单的培训，医院的每一位员工都能够很标准地掌握，关键是员工是否每一次都愿意这样来完成，医院是否有措施来保障。如果医院的每一位员工在每一个关键时刻都这样来对待患者和家属的话，相信医患之间的关系会因为这样一系列简单的动作而改变。

我在一家民营医院进行医院优质服务查房示范时，医院专门安排了一位病情比较特殊的患者。患者是一位老年女性，入院时诊断为不明原因发热，具体病因不清楚，入院后一周的时间，反复发热，经过中西医结合治疗后体温降至正常，但是疾病原因仍不清楚。

当走近病床前的时候，我与患者亲切地进行了目光接触，面带微笑地问候一句："您好！我们大家来看望您，今天感觉怎么样？"虽然患者的身体还比较虚弱，但是能看到患者的脸上还是稍微露出了一丝笑容。

我主动地伸出自己的手与患者进行握手，患者略微迟疑了一下，慢慢地伸出手来。当我与她两手相握的时候，我隐约感觉到她的手在颤抖，我猜想可能她这辈子还是第一次与医生握手，而且是医生主动与她握手。

然后我让护士将病床摇起来，使患者能够半躺在病床上。为了与患者保持恰当的人际交往距离，我坐在一张椅子上与患者进行沟通、交流。其实在这个过程中，我更多的是询问患者的感受和体会，很少涉及有关病情的问题，主要是患者在讲述，我在倾听。

我们沟通、交流了差不多十分钟左右，我起身再次与患者握手，然后说："谢谢您对我们医院的信任，祝您早日康复！"这时候，患者的眼泪忍不住地涌了出来，激动地说道："医院的医生、护士对我太好了！感谢你们！"

在我与患者沟通、交流的整个过程中，患者的儿子都是默默无语地站在旁边观察。这时候他也忍不住地说道："我没有想到一家民营医院的医疗技术和服务态度这么好。"

其实在整个与患者沟通、交流的过程中，我是按照服务剧本的标准行为来做的示范。第一是目光接触，第二是面带微笑，第三是主动问候，第四是握手示意。

如果我国医院的每一位员工在与患者接触的过程中，都能够按照服务剧本的标准来实施，那么简单的几个动作就会拉近患者和医务人员的距离，让患者对医务人员产生信任。当患者和家属对医院和医务人员产生信任感后，医患纠纷和矛盾将大幅度减少。

服务标准

能够成功实现持久如一的高质量服务的医院，其显著的特点是医院为指导员工如何为患者实施服务建立了正式的服务标准。医院设立的服务标准必须以患者的需求和期望为基础，而不能仅仅建立在医院内部的目标上。医院的服务标准要经过精挑细选才能符合患者的期望，并且还要通过患者看待和表达的方式对其进行标准化。

服务步骤	做什么和怎么做	避免发生的行为
建立信任	目光接触　主动问候	做自己的事情，不理会患者的到来
了解需求	开放询问　认真倾听	打断患者的陈述，表现出不耐烦
解决方案	提供信息　帮助解决	过度承诺治疗的效果
最后确认	确认要点　友好道别	不告知患者相关的注意事项

服务步骤主要包括建立信任、了解需求、解决方案、最后确认等。建立信任应注意目光接触、主动问候，避免做自己的事情，不理会患者到来。了解需求应开放询问、认真倾听，避免打断患者的陈述，表现出不耐烦。解决方案过程应提供信息、帮助解决，要避免过度承诺治疗效果。最后确认时，要确认要点、友好道别，避免忘记不告知患者相关的注意事项。

患者测量体温服务标准

护士给患者测量体温的情景展示：

1.护士进入病房时首先轻轻敲门三声，尊重患者的隐私。

2.主动向患者问候，并介绍自己。"李阿姨，您好！我是护士刘欣，您可以叫我小刘。"

3.向患者说明目的。"我现在帮您测量一下体温。"

4.核对患者的名字。"您能告诉我您的名字吗？"

5.询问相关情况，并让患者检查腋窝有无汗液。"请问您半小时内有无吃冷热食物及运动？请问您腋窝有汗吗？"

6.协助患者放置体温计，并检查确保位置正确。

7.告知患者5分钟后来收回体温计，同时告知如果没有按时来取，请患者自己取出放置在床旁，体温计的狭窄处收缩不会改变度数。

8.取出体温计后告知患者结果，是否在正常范围。

9.询问患者病情。"您有哪里不舒服吗？"如果患者目前没有不适，可以告诉患者："有什么不适或者其他需要帮助，请按床头呼叫铃与我们联系，我们会及时过来看望。"

10.与患者道别并致谢。"李阿姨，谢谢您的配合！"

医院服务标准的制订应该将专业技术与人文服务有机地结合，让患者能够感受到医院员工的专业水平和优质的服务。医院服务标准真正地体现了患者的需求和期望，保证了医院服务的较高水平。

在制订医院服务标准时，还应该考虑医院员工在为患者服务的过程中，可能出现的异常情况将如何正确地处理。例如患者在测量体温的过程中，不小心将体温表摔坏；在测量体温的时候，发现患者的病情发生变化或者患者的情绪发生波动等。当针对患者可能出现的常见异常情况把服务进行标准化后，医院员工对应急事件的判断和处理能力将得到明显的提高。

❀ 超值服务

所谓超值服务，就是医院所提供的服务除了满足患者的正常需要外，还有部分超出了患者需求以外的服务，从而使医院的服务体验超出了患者的正常预期水平。

患者没有意料到时

服务程序	行动要点	行动计划
发现需求	发现患者潜在需求	
精心设计	精心设计服务方案	
充分准备	做好充分准备工作	
具体实施	具体实施超值服务	

当患者没有意料到的时候，医院员工给患者带来意外的惊喜。提供超值服务需要医院员工具备敏锐的观察和判断能力，发现给患者提供意外惊喜的机会和时间。首先要发现患者潜在的需求，其次是设计服务的方案，然后是做好充分的准备，最后是实施超值服务。

设计：超值服务

1.目的：设计一个超值服务活动，利用 30 分钟至 1 小时时间给患者带去快乐，给他们留下一个美好的回忆。

2.要求：每次花费不超过 100 元。

3.报告：活动中可拍照、摄像记录，每次依据活动创意、效果、参与人数等进行报告评估。

4.注意：避免打扰危重患者。

实施超值服务必须要保证的是确保患者的生命和健康的安全，因为患者和正常的人群有一定的区别，不能够提供让患者过度兴奋或悲伤的超值服务。医院员工在提供超值服务前，如果不能够完全把握患者的病情特殊性，应征询主管医生的意见和建议，必要时应事先与家属进行必要的沟通。

超值服务要满足个性化的需求，一定是患者需要的，并且是意想不到的。医院偶尔为患者提供超值服务，可以增强患者和家属对医院的满意度和忠诚度。不要将超值服务当成常态化的服务，一旦形成常态化服务后，不但增加了医院的服务成本，同时会提高患者的期望。例如有的医院在病人入院的时候，免费发放水杯，经过一段时间以后，患者都形成了一定的习惯，住院就要发放水杯，突然有一天医院不再发放时，反而会引起患者的不满。

医院肝胆外科有一女孩患肝癌晚期，估计存活的时间不多，父母为了女孩治病已经家徒四壁，负债累累，两天后将是女孩十八岁的生日。

当我们发现这样一位患者时，可能患者和家属有很多的期望和需求。如何让女孩安详地离开人世？如何花费一定的费用延续女孩生命？如何让女孩过上最后的生日？作为医务人员我们要思考在力所能及的范围和条件内，给这个家庭带来什么样的惊喜。

可能在这个时候患者父母最希望的是如何减轻女孩的痛苦，让她能够不那么恐惧和害怕地走完这短暂的生命。如何对女孩进行死亡教育和临终关怀？这是目前我们医院里最空白的环节，可能是所有人离开人世都需要面对的一个现实问题。

能够为临终前的女孩弥补上这个缺憾，也算是带给孩子的意外惊喜。我们了解到孩子的奶奶是信奉天主教的教徒，和奶奶商量可否让她的教友来给孩子祷告，告诉孩子，你将要去到美丽的天堂，尽可能地减少孩子对死亡的恐惧和害怕。

女孩的奶奶其实早就有这样的想法，只是担心医院和家人不让这样做。没有想到医院还能够主动提出这样一个非常好的建议。天主教教徒的祷告对于女孩来说是非常好的安慰，让她能够欣然地面对死亡，偶尔还能露出一丝开心的微笑。

当天晚上，几个和女孩差不多年纪的年轻护士脱掉了工作服，在病房和女孩一起过了一个简单而快乐的生日晚会。女孩的父母说，自从孩子生病以后，今天晚上是她最快乐的一夜，我们作为父母看到孩子开心，我们也放心了。

两天以后，女孩就离开了人世，走得那么的安详和平静，好像没有一些的痛苦，嘴角还带着一点儿微笑。

我们作为医务人员不单是要治疗患者身体的疾病，还应该更多去关心和安慰患者、家属受伤的心灵，这是我们应该尽到的一份责任。如果我们能够及时、准确地发现他们的其他需求，在能力所及的范围内给予满足，他们会发自内心地感激我们。这就是我们提供给患者、家属的超值服务，让他们感受到意外的惊喜，有时候可能是终生难忘。

只要我们用心服务，我们的付出就会得到应有的回报，患者和家属会对我们更加信任，我们和患者、家属的关系也会变得更加和谐和融洽。

✤ 服务补救

服务失误主要是医院员工的服务表现低于患者的服务期望，并导致患者和家属不满意。服务补救就是医院针对医院员工服务失误所采取的补救措施和行动。服务失误的原因可能有很多，例如服务没有如约履行，治疗或护理拖延，服务可能不正确或者执行质量低劣，员工态度粗暴或者漠不关心等。这些服务失误都会引起患者和家属的消极情绪和反应。

调查表明，有效解决员工的服务失误，会对患者的满意度、忠诚度，口碑传播及医院效益产生重大影响。也就是说，经历服务失误的患者如果经医院及时、有效地采取服务补救，并最终感到满意，将比那些问题没有解决的患者更加忠诚。

不幸的是，很多医院在员工服务失误以后没有采取有效的服务补救措施。调查表明，60%以上经历服务失误的患者并没有得到医院的积极回应。在医院员工服务失误后，如果没有服务补救或没有有效的服务补救策略会产生相当大的副作用。糟糕的服务再加上低劣的补救，可能导致患者产生极大的不满，以致变成"医闹"，他们会尽可能地寻找机会公开批评医院或者索取赔偿。

当患者在医院经历服务失误以后，他们将不计后果地讲给其他人听。一个对医院服务补救比较满意的患者，平均会讲给 8 个人听；而每一个不满意医院回应的患者，平均会讲给 18.5 个人听。如果患者在互联网上分享他们的这些故事，不满意所产生的影响范围会更大。 另外，反复的服务失误并且没有有效的服务补救策略，甚至会激怒优秀的员工，这样会损害员工的士气甚至导致员工流失，使医院付出更大的代价。

当服务失误发生时

补救程序	行动要点	员工行为
耐心倾听	倾听患者陈述	仔细倾听患者陈述，不作辩解，并确认投诉
真诚致歉	真诚表达歉意	表达同理心，不询问理由，诚恳地道歉
协商解决	弥补服务失误	征询患者意见，积极采取补救措施，必要时请示上级或寻求帮助
感谢患者	感谢患者理解	解释服务补救方案，并确认患者满意，感谢患者理解

勇于面对患者的投诉

患者投诉是送给医院最好的礼物，是患者在医院服务失误以后，让医院有一个了解失误和补救失误的机会。 有的医院为了提升医院的服务水平，提出了"零投诉"和"零纠纷"的响亮口号，还专门将患者投诉和纠纷与科室的奖金考核挂钩，这不是一个提升医院服务水平的好办法。 不管医院的服务水平多高，服务做得多好，要想避免投诉和纠纷是很难的。 其实投诉和纠纷的出现并不可怕，可怕的是医院员工因害怕医院的处罚制度而将出现的问题隐藏起来，这个时候没有问题就是最大的问题。

接到患者投诉时，医院一定要理解患者的心声，了解患者内心的真实想法和感受，让患者展示自己心中的真实医院。 医院在处理患者投诉时，不要一味追究当事科室和当事人的责任，更重要的是需要了解发生服务失误的根本原因是什么，以后将如何避免类似的事情发生。 医院在处理患者投诉时，应当建立一种文化，服务失误发生以后，不要去抱怨，不要去辩解，不要去找任何借口。

有一家医院内科的一位老年女性患者投诉，护士给她扎针扎了两次，费用清单上显示 100 毫升的葡萄糖水比 250 毫升的还贵，并且其他医院没有收的暖气费，医院每天收取 10 元。

我们曾经用这个真实的案例来进行情景演练时，了解员工如何进行服务补救。绝大部分员工首先做的第一步都是给患者解释，寻找医院为什么这样做的理由。第一给您扎了两针可能是您住院时间较长，血管弹性较差，所以扎了两针。 为什么 100 毫升的葡萄糖水比 250 毫升的还贵呢？ 是因为从药品经销商采购的成本比较贵，100 毫升为塑料瓶，250 毫升为玻璃瓶。 另外，每天收取暖气费，这是医院的规定，并且是物价局核定的，至于其他医院收不收我们管不了。

医院在处理患者投诉的时候，一般都是采取这样的方法，找更多的理由去辩解或者搪塞。因为害怕承认自己的错误或者担心患者索取经济赔偿。实际上，这样的做法无助于问题的解决，只会增加患者的怨恨和不满。

这家医院的医务科长在接到这位患者的投诉后，立即赶到患者的病床前。首先是耐心倾听患者的陈述，实际上患者的投诉都是表面现象，其实所有问题的核心都是她对医院以及医生和护士的不信任。

当医务科科长判断出了患者的真实意图后，真诚地给患者道歉，感谢患者给医院提出的建议。然后将科室主任叫到病床前，给患者做了充分的解释，打消了患者的疑惑和不信任。后来医务科科长告诉患者，以后您扎针可以任意挑选一位技术水平高的护士，每次都吩咐医生开具250毫升规格的液体，把多余的部分抽掉。至于医院每天收取暖气费的问题，这是医院的规定，如果您认为医院不该收取，您先交上，到出院的时候，由我自己掏腰包给您。

最后患者的病情很快缓解，通过这次投诉和医务科长成了朋友，出院的时候也没有让医务科长退还医院收取的暖气费。

医院服务失误后，患者采取的行动是多种多样的。一些不满的患者可能选择当场与服务的医院员工争吵或者投诉，这实际上是给医院一个立即反应的机会。对医院来讲，这往往是最好的时机，因为医院有第二次机会当场满足患者需求，留住这位患者，并能潜在地避免患者负面的口头宣传。没有现场争吵和投诉的患者，可能会选择通过电话、意见本等形式向医院投诉，这样医院也有机会来进行服务补救。

一些患者不直接向医院员工和管理者抱怨，而宁愿向亲戚、朋友及同事传播关于医院的负面信息。这种负面信息的传播是非常有害的，因为它会加剧患者的消极情绪，并且将这种负面的影响传递给更多的人。另外，如果负面宣传没有和投诉一起传递给医院，医院就没有机会进行服务补救。还有一部分患者可能向第三方抱怨，例如行政主管部门、消费者协会、媒体等。医院服务失误后，不管患者采取哪种行动（或者没有任何行动），最终患者都会选择是否再次到医院就诊或者是到其他医院就诊。

患者服务补救的期望

服务失误后通常给患者带来两种问题：实际问题和情感问题。医院一般比较关注患者提及的实际问题，而对患者的情感问题比较忽视。患者在医院遭遇服务失误后，通常会认为他们受到了不公正的待遇，人们期望得到公平对待和合理赔偿。因此在服务补救的过程中，需要医院努力提高患者的公正待遇感，这是解决服务失误后患者情感问题的重要途径。 服务补救专家史蒂夫·布朗和史蒂夫·塔克斯发现服务补救相关满意中，85％由公平的三个维度决定。

结果公平：患者希望结果或赔偿能与其不满意水平相匹配。 这种赔偿可采用货币赔偿、一次正式道歉、未来免费服务、打折等形式。 患者希望公平地交换，也就是说，他们感觉到，医院为其服务失误采取某种行动的付出至少等于他们遭受的损失，对医院来讲必须是"罪有应得"。 患者希望的公平还包括他们所希望得到的赔偿与其他经历同样类型服务失误时得到的一样，他们同时希望医院能够给一些赔偿的选择。

过程公平：除了公平赔偿外，患者希望投诉过程的政策、规定和时限公平。 他们希望很容易进入投诉过程，并且希望事情被迅速处理，最好是通过他们接触的第一个人。 过程公平的特点包括清晰、快速和无争吵。 不公平的过程使患者感觉到缓慢、拖延和不方便。

态度公平：除公平赔偿、无须争吵及快速程序外，患者希望被礼貌地、细心地和真诚地对待。 如果医院处理投诉的工作人员态度亲切、细心周到，可以减少患者很多负面情绪并能够快速地解决问题。 如果医院处理投诉的工作人员处理问题时表现得漠不关心、敷衍应付、没有实际行动，患者会表现出更强烈的负面情绪。

在圣诞节前夕的一个非常繁忙的星期五晚上，在一间宽大的书局里，收银柜台前等着付款的顾客一直都是50到60人之间。 工作人员本来已经非常疲惫，为了应付旺季的人潮，书局从11月的第一周就做了强制性的六天制工作时间安排。 这一晚上，书局八个收银柜台和往常一样一刻也不停地工作。 突然间，在大约晚间8点钟的时候，收银机全部停止了操作。 全部收银机！ 同时停止操作！ 还有60人在排队呢！ 就在这个可以令人惊慌失措的时刻，一个杰出的服务英雄登场了。

吕贝卡是这间书局的经理，她立刻投入了混乱的现场中。 在一位主管联络IT部门寻求援助的同时，吕贝卡拿出装满糖果的篮子，把糖果分发给那些排队的顾客，并且向他们一一解释现场状况，并保证会尽量在最短的时间内找到解决办法。当时没有人离开队列。

十分钟以后，IT部门再度试着启动收银机，吕贝卡和一位助手带着咖啡往队列走去，向每位顾客表达歉意。 在给他们其他选择（记下他们的信息和邮寄地址等）的同时，也给他们递上了热乎乎的咖啡。 这时候，又有20人加入了等待的队伍。 还是没有人离开队列。

二十分钟后，收银机还是不能启动。吕贝卡又走到队列，这次拿着瓶装水和价值5美元的礼券，让顾客好在下次购买时使用。吕贝卡再次向顾客道歉并告诉他们再多等5到10分钟，收银机应该就能启动了。

三十分钟后，收银机终于恢复操作了。这时候等待的长龙已经拉长到超过100人，一直排到书局的背后。吕贝卡宣布了系统恢复操作的好消息后，书局内立刻传出雷鸣般的欢呼与掌声！当书局里每一个员工又开始忙碌时，吕贝卡还留在队列旁，向每一位耐心等候的顾客表示谢意。

服务补救策略

一是尽量避免服务失误，争取在第一次做对。

服务质量的第一条规则就是在第一次就把事情做对。可靠性是服务质量中最重要的属性，医院必须把100％的可靠作为目标，争取在第一次就把事情做对，如果这样的话，服务补救就没有必要了。患者得到了他们希望得到的，再次服务的费用和对失误的赔偿也可以避免。具有良好声誉的医院，在服务工作中偶尔出现服务失误后，需要全力以赴地为患者提供优质的服务补救，才能恢复患者的信任感。如果医院经常发生服务失误，就很难通过补救性的服务来恢复患者的信任感。

为了实现服务的可靠性，医院通常会开展"服务零缺陷""全面质量管理"等活动。"服务零缺陷"活动的目标就是争取100％的可靠性，避免服务失误，主要是侧重于服务理念和服务文化的层面。在这种服务理念和服务文化下，医院的每一位员工都理解可靠性的重要，努力实现每时每刻对每一位患者都提供优质的服务。

二是欢迎并鼓励患者抱怨是服务补救策略的关键组成部分。

在任何追求"服务零缺陷"的医院中，无论怎样追求第一次把事情做对，仍然无法避免出现服务失误。医院可以通过多种方法和途径鼓励和追踪患者抱怨。

首先，医院应该为患者提供方便、快捷、有效的抱怨通道，因为很多时候患者不知道对谁抱怨、投诉的对象和程序。最好使这些过程尽量简化，患者最不愿意看到的就是当其不满意时，还要去面对一个复杂的、难以进行的抱怨、投诉过程。许多医院没有开辟方便患者投诉的渠道，使不满的患者无法向医院抱怨和投诉，医院也难解决内部存在的服务问题。

其次，医院应该鼓励员工主动报告患者抱怨和服务失误的信息，医院一线员工是患者心声的重要监听站。医院员工在发现患者不满意和服务失误的原因后，应该鼓励其主动报告这些信息，有利于医院改善服务，提高患者的满意度。使患者抱怨和员工报告过程变得简单的一个重要方法是利用信息技术，建立并识别服务失误的系统，使其成为挽留患者及保持患者与医院良好关系的机会。开通24小时服务投诉热线，设立现场投诉接待人员、意见箱，利用电子邮件、医院网站、医院App评价等渠道，可以方便患者、员工畅通地投诉和报告。

三是发现服务补救需求，主动开展非投诉患者的调查。

服务失误和错误可能在任何时间、任何地点发生，但是通过对服务过程、服务人员、服务系统和患者需求的详尽分析，可以发现服务失误的高发科室和部门，采取积极、有效的措施，防患于未然，这可以使服务补救取得更好的效果。

患者投诉仅仅反映了小部分患者的不满，而大部分不满的患者并没有进行投诉，他们会另外选择其他医院就诊或者私下传播医院的负面信息，绝大多数时候医院并不知道这些事情。

服务补救的另一项重要工作，就是开展非投诉患者满意度的调查和访谈，尽管这些工作做起来比较困难，有时候甚至是有些痛苦，因为很少有医院喜欢审视自己的不足和错误，但这是获得服务失误第一手资料的重要途径，通过对这些资料的分析，能够找到解决问题的策略和方法。应该鼓励医院员工不仅要被动听取患者抱怨，还要主动地查找那些潜在的服务失误并分析服务补救的方法。

四是快速行动解决患者投诉。

患者投诉后，都希望医院在最短的时间内妥善地解决问题。对于服务行业顾客的研究发现，对于那些问题得到迅速解决或者在24小时内解决的，他们对企业采取的措施表示"完全满意"。不幸的是，很多医院在问题解决之前，要求投诉的患者要联系多个员工（就好像打乒乓球的经历）。一项最新的研究表明，如果要解决一个投诉，顾客平均要联系4.7个人。如果患者投诉在第一次联系就得到解决，当时患者对医院反应的满意度达到46％，但是一旦需要联系3个以上的人，患者的满意度就会下降到21％。

对服务失误的快速反应能够在很长的时间内愉悦不满意的患者。快速反应不仅要求有适合快速行动的系统和程序，还要有被授权的员工。当医院员工得到培训和授权时，服务失误发生的时候员工就能够及时、正确地解决这些问题。如果服务失误不能够得到迅速的解决，问题将会进一步升级。

五是给患者充分的解释。

在许多的服务失误中，患者都希望了解到为什么失误会发生。充分和合理的解释可以帮助医院消除负面反应以及传递给患者的负面影响。当医院没有足够的能力提供良好的服务时，给患者提供充分的理由也能减少患者的不满。

为了让患者感知到医院提供的解释是充分的、合理的，给出的理由必须要包括两个主要的特征。一是解释的内容必须是正当的，相关的事实和信息对于患者了解发生的事情是十分必要的。二是传递解释的人的风格，或者说解释应该如何传递，也可以减少患者的不满。风格包括给予解释者的个人性格特点，包括他们的信誉度和真挚度。患者感知到的诚实、真诚的解释是最有效的。

六是从服务补救中学习。

服务补救不只是弥补服务失误，更是增强医院与患者联系的良机，它还是一种极具价值的能够帮助医院提高服务质量的信息资源，但是这一点常常被忽视或者没有被充分利用。通过对服务补救整个过程的追踪，医院管理者可以发现医院服务系统中有待解决的问题，并通过分析原因，找到问题的根源，及时修正服务系统中的某些环节，进一步提高医院服务的可靠性，从而使服务补救的现象不再发生。

为了很好地从服务补救中学习，医院需要制订良好的工作记录、上报和处理流程，认真记录每个投诉以及处理的详细情况，必要时开展一些研讨和学习活动，使医院员工和管理者从中学习和领会"从服务补救中吸取经验教训"的重要性。

服务补救是由一系列活动环环相扣组成的过程，每项活动都对整体的服务补救水平有所影响。通过集成所有的服务补救策略，医院对服务补救的需求将越来越少。当服务失误发生时，医院已经具备服务补救系统能力和训练有素的员工，这样会给患者留下深刻的、可信的良好印象，从而形成良好的医患关系。

服务补救措施

当患者到医院抱怨和投诉医院的服务失误时，需要花费较多的时间和精力，他们都抱有较高的期望。他们不仅期望得到医院及时、有效的回应，也期望医院能够承担一定的责任。患者期望能够迅速得到帮助，期望医院对其不幸遭遇及引起的不便进行必要的补偿，期望在服务过程中得到亲切的接待。

一个良好的服务补救措施可以将愤怒、失望的患者转变成忠诚的患者。事实上，良好的服务补救措施可以创造比事情一直进展顺利的情况下更多的信誉。

顾客服务联盟研究确定了8个顾客在经历了服务失误以后会去寻求的"补救方法"。这些补救方案中的3个分别是修理产品或服务弥补，因为经历问题造成的麻烦而退款，以及在未来获得免费的礼物或者服务。有趣的是，其他5个补救方法，包括企业的道歉、企业对事情发生后的解释、感谢顾客、保证问题会被解决和一个顾客向公司发泄他愤怒的机会，其实并不会让企业付出多少成本。

这 5 个不花钱的补救方法组成了员工与顾客交流的机会。 理解和责任在顾客经历了服务失误后显得非常重要，因为如果他们发现不公平的事情发生，就会有人遭到指责。 患者期望事情出错时能够得到道歉，而能够提供道歉的医院就表明了对患者的礼貌和尊重。 患者同样想知道医院所做的事能够保证问题不再发生。 这些非金钱的服务补救方法会让患者的不满得到缓解，患者很明显地认为这样的沟通是有价值的。

我国的飞机航班经常出现延误的情况，在机场候机时经常会听到抱歉的通知，"您所乘坐的航班因为××原因延误，由此给您带来的不便希望能够理解。" 虽然飞机经常出现航班延误，相对其他服务行业来说，航空公司对航班延误的服务补救措施还算做得比较规范。

一般情况下，飞机航班延误一小时左右，航空公司就可能提供一瓶矿泉水。飞机航班在延误两到三小时左右，航空公司就可能提供一桶方便面，如果正好是就餐时间，还可能提供一份便餐。 飞机航班延误的时间更长一些，航空公司就可能安排宾馆休息或者给乘客办理改签手续。 飞机航班延误特别长的时间，航空公司还可能给予一定的经济赔偿。

医院服务失误发生后，医院员工和管理者应及时、有效地采取服务补救措施。 患者对医院服务失误的抱怨和投诉主要是希望问题能够得到解决和有发泄的机会。

服务补救措施的第一步，应首先真诚地给患者道歉，不要去做任何理由的辩解。经过调查和了解情况以后，给患者解释事情发生的经过和医院存在的问题。 最后感谢患者到医院就诊，并且提出宝贵的意见和建议，保证以后不会有类似的事情发生。

服务补救措施的第二步，根据医院服务失误给患者带来的不便或者损失，与患者协商给予一定的经济赔偿、退掉部分或者全部费用、赠送患者一定价值的礼物等。

医院妇产科一女性患者排队半小时做 B 超检查子宫、附件，医生告知必须要涨尿后才能检查，而她刚好早上解了小便做了尿液检查。 当她拼命喝水并等待一小时左右尿涨得难受时，正好一位医生带着亲属插队检查。

医务科科长接到患者的投诉后，第一时间赶到现场。 首先向患者道歉，然后将其安排到彩超室进行超声的检查，并且告诉她不会另外收取费用，让患者接受了额外的补偿。

当天还让当事的医生带上一袋水果，亲自到患者的病房真诚致歉，让患者觉得自己还有点儿不好意思。 这样的做法给我们的启示是，当事情变得糟糕时，我们同样应该想办法带给患者惊喜，不但可以消除患者的不满，还可能增加患者对医院的忠诚度。

超声科做检查需要涨尿的患者比较多，已经发生这样的事情后，医院就组织本部门的员工共同进行讨论，如何来彻底解决这样的问题。首先是建立等候检查的排队系统，从信息系统来控制本院员工插队的问题。其次是设置涨尿患者的绿色检查通道，告知所有的患者，涨尿检查的患者等同于急诊患者，排队等候时享用优先的权利。

服务补救还应该有一定的时效性，门诊患者在本次就诊完成，离开医院前能够得到补救；住院患者在本次出院前得到补救，可以最大限度地消除因服务失误带来的负面影响。医院应该充分地授权一线员工以最快的速度完成服务补救。

演练：　　　　　　　服务标准
服务场景：测量体温
一、服务流程

_____

_____

二、异常处理

_____

_____

三、感悟体会

_____

_____

演练：　　　　　　　超值服务
情景呈现：一女孩患肝癌晚期，估计存活的时间不多，父母为了女孩治病已经家徒四壁，负债累累，两天后将是女孩十八岁的生日。
一、患者需求

_____

_____

二、设计方案

_____

_____

_____

三、充分准备

_____

_____

四、实施方案

_____

_____

演练：　　　　　　　服务补救

情景呈现：

一位老太太投诉，护士给她扎针扎了两次，费用清单上显示 100 毫升的葡萄糖水比 250 毫升的还贵，并且其他医院没有收的暖气费，医院每天收取 10 元。

一、投诉问题

_____

_____

二、解决方法

_____

_____

三、根本原因

_____

_____

四、防范措施

_____

_____

第8章
医院员工行为规范

行为规范是社会人际交往的行为准则以及社会风貌的真实反映，是一个国家和民族精神进步的表现。我国是推崇和讲究行为规范的国家，自古以来，人们就十分重视社会文明与道德，随着社会的发展已经形成了一套完整的道德准则和行为规范。

　　医院员工行为规范是员工在职业活动过程中，为了履行医院职责、严守职业道德、实现医院目标、维护医院利益，从思想认识到日常行为应遵守的职业纪律。员工的一言一行、一举一动，皆是医院形象的呈现。所以，不断提高员工的自身素质，规范员工的行为是医院服务体系建设的切入点。

　　医院员工行为规范是行为规范的一种，它建立在公共行为规范的基础上，但因主要服务对象是患者及其家属，因此医院员工行为规范有着较强的专业性和特殊性，应当是专业技术与人文服务的有机结合。

❖ 员工仪容仪表

　　员工仪容仪表是基本素质的体现，它既反映了医院员工个人的责任感和事业心，也体现了医院的管理水平和服务质量。对医院员工来讲，仪容仪表的整理要与自己的职业相符合，应遵照整洁、得体、大方的基本原则，切勿过分修饰或浓妆艳抹，应体现医院员工庄重、严肃的风格。

　　医院员工良好的仪容仪表能够给患者、家属和来访者带来良好的视觉感受。让患者感觉置身于外观整洁、端庄大方的医院员工之间，心理上也会得到一定的满足。医院员工端庄的仪表、整洁的服饰能给患者留下良好的第一印象和美好的回忆，医院员工在工作过程中也会得到患者更多的信任和配合，从而更好地开展治疗、护理工作。

发型发式

医院员工的头发要定期梳理、经常清洗，保持头发的干净、卫生，不能有明显的头皮屑，无异味，发型要朴实大方。 女性员工头发前不过眉部，后不触衣领，短发不要超过耳下 3 cm，长发要盘成发髻，固定头发的头饰或发网应素雅。 女性员工可以适当染发，但不可将头发染成红色或黄色等鲜艳的色彩。 男性员工鬓发不盖过耳部，头发前不过眉，后不触衣领。

面容表情

医院员工要注意面部清洁和适当修饰。 女性员工在工作场所可以化裸妆或淡妆，可以适当修眉、画眼线。 不能浓妆艳抹，不宜使用浓重的眼影和睫毛膏，避免使用气味浓烈的化妆品和香水。 临床工作人员如果需要长时间佩戴口罩，不宜涂口红。 男性员工每天都要剃净胡须（特殊的宗教信仰者除外）和定期修剪过长的鼻毛，不宜化妆。

眼睛是心灵的窗户，对每个人来说，眼神能够最明显、自然、准确地展示自身的心理活动。 学会用眼睛说话，无疑将会使你成为更受欢迎的人。 医务人员在与患者、家属交流的时候，无论是诊断病情，还是输液打针，都应该和患者有一个合乎礼仪的眼神交流，让患者及其家属能从眼神中看到尊重、鼓励。

与患者眼神交流的过程中，要注意眼神交流的时间、范围和角度。 一般和对方目光接触的时间是和对方相处总时间的1/3，每次看他人的眼神持续3秒钟左右，这样会使对方感觉比较自然。 与对方交流时，应使目光局限在上至对方额头，下至对方上衣第二粒纽扣以上（即胸部以上），左右以两肩为准的方框里，不要将目光聚焦在对方脸上的某个部位或者身体的其他地方。 在工作中，既要让患者感受到尊重，又不至于引起误解。 与患者眼神交流时需要有正确的注视角度。 一般情况下，医院员工与患者眼神交流的角度分为俯视、平视、仰视，最常见的是平视，可以体现双方地位的平等和不卑不亢的职业精神。 在向患者和家属问候、致谢、道别的时候都应该面带微笑，用柔和的目光注视对方，以示礼貌。

在临床工作中，微笑是礼貌待人的基本要求，是美妙的社交语言，能创造出交流与沟通的良好氛围，是医患关系的一种松弛剂和润滑剂。 适当的微笑，能够缩短医患之间的距离，打破人际沟通的障碍。 医院员工的微笑是临床工作中的重要组成部分，对患者的身心康复能够起到举足轻重的作用。 当患者患病疼痛、接受重大的检查和治疗、处于弥留之际时，医务人员的表情应当严肃、庄重，要展示出对患者的真诚、亲切、关心、同情和理解。

身体卫生

手部要保持清洁、卫生，要经常清洗。 手指甲要及时修剪，指甲长度不能超过指尖，不要涂指甲油。 脚部的卫生也很重要，鞋袜要经常换洗，以免在进入手术室或其他特殊检查场所、治疗室时，穿脱有异味，既有损个人形象，又造成对他人的不尊重。

随时保持口腔卫生，要坚持每天饭后定时刷牙，或者经常用漱口水等其他方式清洁口腔。 医院员工在工作期间，切忌吸烟、喝浓茶以及吃刺激性、气味浓烈的食物。如有口臭，应查明原因，及时治疗，必要时可以嚼口香糖或喷口气清新剂以保持口腔的清新。 在与患者交流时，应保持一定的距离，避免讲话时唾沫横飞。

医院员工如果身体有异味，会引起患者的不适或反感。 身体异味包括汗臭味、狐臭味及刺鼻的香水味等。 应做到勤洗澡、勤换内衣。

职业着装

医院员工职业装在材质、色彩、做工、洗涤、熨烫等方面应该进行精心的设计和制作。 根据职业不同，员工应该着款式和颜色等有所区分的职业装，让医院员工、患者、家属和来访者能够从着装上分辨出员工的职业。 职业装内便装衣领不可过高，颜色反差不可过于明显，衣、裤、裙不得超露出工作服、工作裤的底边。 员工的职业着装是医院良好形象的展现，患者和家属在见面的第一眼就能够明显地感受到这一点。

医生（包括辅助检查科室医生）和药剂科工作人员一般以白色工作服为宜，白色代表干净、整洁。 在急诊科、麻醉科、重症监护科等科室的医生可以着绿色工作服，绿色代表沉着、冷静补充着绿色的作用。 近十年来，医院护士的职业装的款式和颜色有了较大的变化，完全突破了白色的传统，根据不同科室的特点可以通过设计不同的色彩来区分。 因为康复治疗师在患者康复训练的过程中，需要大量的肢体动作，也可以专门设计符合其职业特点的职业装。

医院行政及后勤员工也应该进行职业着装的区别，行政管理人员在非医疗区域可以着商务职业装。 挂号、收费、出入院处等部门应着类似银行等行业的职业装。 医院咨询、导医、一站式服务等部门工作人员的着装可以与临床医生、护士有一定的区别，便于患者识别。 保安、保洁、维修、司机、护工、义工、厨师、送餐员、餐厅服务员等不同岗位的员工都应该在着装上有所区分。

北京市市属医院医务人员统一换装，医生装分为 11 类，共有 8 处变化，最大的亮点是通过 V 形腰线使白大褂从视觉上更加美观、修身，同时，上衣外设有两个分类右兜，笔和手机等常用物品可以分类放置。帅气的医生装内需着衬衫、系领带，配合大气的西装领，体现医生和医院行政管理者的稳定、可信赖的感觉和职业状态。同时，为实现白大褂内的统一着装，此次新装中设有烟绿、钢蓝等 5 种颜色代表 5 个不同科室的内穿衣。此次还特别制作了医用防护鞋，可避免在手术中因锐器坠落造成的职业伤害。

在新版护士服设计中，款式上的明显创新让公众眼前一亮，其在兼顾整体感、职业感和艺术感的同时，体现出医院护士的亲和、知性的新形象。护士装在主打白色的同时，将儿科、急诊、产科护士的服装分为不同的颜色。因急诊室环境复杂紧迫，为了给人以安宁和舒缓的感觉，护士服特选用了清水蓝，而产科则选用了表达舒缓、温馨、关爱色彩暗示的水晶粉色。

病员服在众多新装中变化最大，分普通病员装、产科病员装、呵护长袍等 7 款，除呵护长袍外，其他款均形似"汉服"，上衣都采取了叠搭开衫和分断式 V 字叠领设计。针对不同科室的患者特点还在普通病员服基础上进行改造，如骨科病员服上衣采取了双袖整体开合式设计；产科病员服上衣则根据产妇哺乳的需要，采取了胸上开合式前襟设计。这些设计都让诊疗更加人性化。

燕尾帽是护士的职业象征，由于在临床工作中，很多护士没有及时清洗燕尾帽，反而成为一个感染源，近年已经有很多医院都取消了护士戴燕尾帽的规定。戴燕尾帽时高低适中，帽冠底边距前额发际约 4～5 cm，用同色发夹将头发在帽后方固定，帽翼两侧禁用发夹，以保持两翼外展似燕子飞翔的形象。医院员工在进行无菌治疗、操作或者需要保护性隔离时应该戴筒帽。戴筒帽时，应前达眉部，后遮发际，将头发全部遮住，不戴头饰，帽缝在后，边缘要平整。

医院员工在进行无菌操作和保护性隔离时必须戴口罩。佩戴口罩时应完全遮盖口鼻，至鼻翼上约 3～4 cm，四周无空隙，吸气时以口罩内形成负压为适宜松紧，方能达到有效保护作用。

工作牌是体现医院员工职业和职务的标识，便于患者、家属有效地识别和接受各方监督。佩戴好工作牌是医院员工对自己言行的一种约束，应将标有姓名、职称、职务、工号等信息的工作牌统一佩戴在职业装的左胸或右胸上方。工作牌要保持干净，避免药液、水迹等沾染，工作牌不能翻转或遮挡信息，不可以吊坠或粘贴其他物件。

医院员工的鞋袜应该保持干净、整洁。 上班时间，护士一般选择白色平底皮鞋，其他岗位员工一般选择黑色平底皮鞋，鞋跟不要钉鞋钉，防止行走时发出声响，影响相互之间交流或者患者休息。 医院员工工作裤或工作裙为白色、浅色时袜子以浅色或肉色为宜，工作裤为深色时，袜子一般以黑色为宜。

举例：员工仪表规范

1. 头发应修剪、梳理整齐，保持干净，禁止梳奇异发型。 男员工不能留长发（以头发不盖过耳背及衣领为度），禁止剃光头、留胡须。 女员工头发要求前不过眉，后不过肩，长发应用发网束于脑后。

2. 注意讲究个人卫生，上班前不吃葱、蒜等异味食物，不喝含酒精的饮料，保持口气清新。

3. 女员工提倡上班化淡妆，不能浓妆艳抹。 男员工不宜化妆。

4. 指甲修剪整齐，保持清洁，不得留长指甲，不准涂有色指（趾）甲油。

5. 工作帽干净整洁，燕尾帽要戴正，距离发际4～5 cm，帽后可用与帽同色的发卡固定。 戴筒帽时，前不遮眉，头发要全部遮在帽子里，不露发际，帽子接缝放在后面，边缘整齐。

6. 上班一律着规定工作服，工作服应合体、平整，工作服内衣领不可过高，颜色反差不可过于明显，衣、裤、裙不得超露出工作服、工作裤的底边。 保持衣扣完整，无破损，无污迹。

7. 男员工上班时间应穿深色皮鞋。 女员工不应穿拖鞋上班。

8. 上班时间必须佩戴工牌，工牌应端正佩戴在左胸适当位置。

9. 医院内不得穿短裤、短裙（膝上10 cm以上）及无袖、露背、露胸装。 外出期间应着便装，不得穿工作服进食堂就餐或出入其他公共场所。

10. 进入工作岗位之前应注意检查并及时整理个人仪表。

✤ 员工仪态举止

仪态是泛指医院员工身体所呈现的各种姿势，包括举止和动作。医院员工的基本仪态主要包括站姿、走姿、坐姿和蹲姿。举止动作主要包括面部表情、手势动作和语音语调等。

医院员工仪态举止的总体要求是端庄稳重、自然优美、彬彬有礼、朝气活泼等。医院员工在与患者、家属交流的过程中，身体姿势、举止动作的调整和变化，往往涉及礼貌、风度和教养等几个方面的问题，是医院员工职业形象的具体表现。良好的仪态举止并非一朝一夕训练即成，要靠平时不断训练，因此，每一位医院员工都要有意识地对自己的身体姿势和举止动作进行专门的训练和刻意的修正。

举例：员工行为规范

1. 遇见同事或熟悉的患者、家属及外单位客人，应主动礼节性示意或问候。

2. 遇就诊患者问路要热情地给予指引，若遇患者发生意外时，应主动帮助运送抢救。

3. 行走应靠右边，两人同行不得搭肩、挽手、挽腰，工作场所因工作需要可快步行走，不能奔跑，特殊情况除外。

4. 除抢救等工作需要外，上下楼梯或乘电梯应礼让患者先行。

5. 不得随地吐痰、乱丢杂物，不得当众挖耳、抠鼻、修剪指甲，不得跺脚、脱鞋、伸懒腰。

6. 工作区域不能吸烟，不能吃食物，不能看与工作无关的书报杂志。

7. 不得用手指、头部或物品直指患者、家属或为他人指示方向。用手指示方向时，要求手臂伸直，四指并拢，大拇指自然弯曲，掌心自然内侧向上。

8. 上班时间不得说笑、闲聊，不得大声说话、喊叫，不得哼歌曲、吹口哨。

9. 接待患者或在公众场合咳嗽、打喷嚏时应转向无人处，并在转回身时说"对不起"，打哈欠时应用手遮住嘴巴。

10. 在任何情况下不得与患者、家属或同事发生争吵。各级管理人员不宜在患者或家属面前训斥、批评员工，特殊情况除外。

身体姿势

正确的站姿会给人挺拔劲秀、舒展俊美、庄重大方、精力充沛、信心十足、积极向上的印象。 站立时，竖看要有直立感，即以鼻子为中线，整个身体大体呈直线；横看要有开阔感，即肢体及身材给人以舒展的感觉；侧看要有垂直感，即从耳与颈相连接处至足的踝部应大体呈直线，给人一种挺拔的感觉。

男性员工的站姿要稳健，所谓"站如松"，以显示男性刚健、强壮、英武、潇洒的风采。 男性通常可采取双手相握，叠放于腹前的前腹式站姿；或将双手背于身后，然后相握的后背式站姿。 双脚可稍许分开，与肩部同宽为限。 女性员工的站姿要柔美，所谓"亭亭玉立"，以体现女性轻盈、妩媚、典雅的韵味。 女性的主要站姿为前腹式，但双腿要基本并拢，脚位应与着装相适应，脚步呈"V"字形或"丁"字形。

走姿是站姿的延续动作，是在站姿的基础上展示人的动态美。 无论在工作场所还是在日常生活中，行走往往是最引人注目的身体语言，也最能表现一个人的风度和活力。 行走的时候，头要抬起，目要平视前方，双臂自然下垂，手掌心向内，手臂以身体为中心前后摆动，手臂与身体的夹角一般在 $10°\sim15°$。 上身挺拔，腿部伸直，腰部放松，脚步要轻并且富有弹性和节奏感，步幅与腿的长度相适宜，跨步要均匀。

医院员工在持病历夹或者其他类似的物品时，左手握住病历夹中部边缘，置于前臂内侧，左手要紧靠腰部；右手自然下垂，行走时，前后自然摆动，也可用右手托护病历夹。 对于一些特殊的检验检查报告单，不可折压，应妥善保管。 如医学影像检查的胶片，不可折损，应放在专门的袋子里存放。

医务人员在端治疗盘时，双手应托住治疗盘底边缘的中部，拇指不可放入治疗盘内，而是托住治疗盘侧边，其他四指自然分开，拖住治疗盘底。 治疗盘不可触及躯体，应保持一定的距离。 两肘部紧靠腰部，上臂与前臂保持 $90°$，平稳前进。 开关门时不可用脚踢门，可用肩部或肘部将门推开或关上。

推治疗车时应用双手扶住治疗车的车把，躯干略向前倾，两臂均匀用力，轻巧地向前推进，而不能用手拽着车走，这样做既不雅观，而且还会制造出噪声。 进入病房或者治疗室前应先停车，用手轻轻推开门，才能将治疗车推入病房或治疗室进行操作，严禁用治疗车撞击开门。

推担架车时，要注意保持车的平稳和安全。 推车的过程中应该随时观察患者的病情变化和保护患者，防止坠床。 对一些特殊的患者，要注意采取必要的保护措施。

比如心肌梗死的患者在转运的过程中，应避免剧烈的震荡；昏迷的患者应采取平卧位，头偏向一侧，防止发生呕吐物误吸。

推送轮椅时，患者入座前应先将轮子开关锁住，在患者安全落座后，放下脚踏板，协助患者将脚放好，根据患者的病情决定是否使用固定带防止患者前倾跌倒。 开始推送轮椅前，将轮子开关打开，医院员工或家属站在轮椅后方，双手扶住车把，均匀用力，平稳前进，避免颠簸。

坐姿要给人以端庄、稳重的印象，使患者、家属产生信任感，同时也可以给双方的沟通交流带来方便。 其实，坐姿本身就是一种身体语言，可以向对方传递较多的信息，因此，应将其作为一种交流的语言加以注意。 为了促进和患者、家属的沟通交流，医院员工坐椅子时可稍往前坐一点儿，身体稍稍前倾。 采取这样的坐法，便于身体前后的移动，以示对对方的谈话内容表示肯定，同时还可以促使对方做决定。 如果坐在椅子上背靠椅背，则会给对方傲慢的感觉，同时身体后仰，会使下巴突出，容易暴露自己的想法，让对方掌握主动权。

入座时动作要轻，立腰挺胸，双肩放松，双膝并拢，上身微倾。 上身自然坐直，两腿自然弯曲，双脚平落地上并拢或交叉，双膝自然收拢，臀部坐在座椅的 1/2 或 2/3 处，两手分别放在膝上（女性双手可叠放在左或右膝上），双目平视，下颌微收，面带微笑。 女性入座时应先背对着自己的座椅站立，右脚后撤，使右小腿部确认椅子的位置，再整理裙边，将裙子后片向前整理后，随势轻轻坐下。 无论是入座还是离座，一般都要求左进左出，即从座椅的左边入座，从座椅的左边离座。

医院员工在低处取物或捡拾地上的物品、帮助患者时，下蹲要注意左脚在前，右脚稍后，双脚靠紧，臀部缓缓向下蹲，左脚全脚着地，左下肢小腿基本与地面垂直，右脚跟提起，脚掌着地，主要用右下肢支撑身体，形成左高右低的姿势。 蹲下时左手从身后向下抚平衣裙，然后双手掌心向下叠放在左侧大腿上。

举例：员工仪态规范

1.员工与患者、家属、来宾及员工间问候时，为病情稳定患者提供窗口服务、病情询问、情况介绍、检查、一般性操作时可以保持适度微笑。

2.患者逝世或病情紧急危重，进行手术以及难度较大的操作时，员工应保持全神贯注的神情，不宜微笑。

3.员工与患者、家属交谈时应保持及时、恰当、适度的目光交流。

4. 站姿。 头微抬，目光平和，自信，肩水平。 上身：挺直收腹。 双手自然下垂在身体两侧或交叉于小腹处。 双足靠拢，夹角为 15°～20°，重心在足弓。

5. 坐姿。 头、肩、上身同站立要求。 一足稍向后，一手轻握衣角，另一手展平工作服后下部，轻坐下。 臀坐于椅子 2/3 或 1/2 处，双手自然交叉放于一大腿上，双膝轻轻靠拢，两足自然踏平。

6. 走姿。 头、肩、上身同站立要求。 双手向前摆动幅度约 15°，向后摆动幅度约 30°，两腿靠拢，沿一直线小步前进。

7. 持物。 持治疗盘，头、肩、上身、两腿同行走要求。 双手持盘 1/3 或 1/2 处，肘关节成 90° 角，治疗盘距胸前方约 5 cm。 持病历卡，头、肩、上身、两腿同行走要求。 左手持病历卡 1/3 或 1/2 处，右手轻托病历卡右下角。

8. 拾物。 头略低，两肩、上身同站立要求。 右腿后退半步下蹲拾物，直立、右腿迈步行走。

9. 开关门。 头、肩、上身同站立要求。 身体略转，半面朝向门，距门约 40 cm，一手轻带门扶手，另一手微扶门边将门轻轻开关。 进门前应主动敲门示意，进入房间随手关门。

10. 推治疗车。 肩、上身、两腿同行走要求。 身体略向前倾，治疗车距身体前侧约 30 cm，两手扶治疗车左右两侧扶手，肘部自然放松，约成 135°～160° 角，向前轻轻推动治疗车，尽量减少治疗车推行过程中发出的声响。

手势动作

手势动作具有较强的心理倾向性和表达力，通过使用规范、优美的手势引领患者、家属，可以表现出医院员工的职业素养。 工作中如果忽视手势动作的礼仪，不仅让人觉得粗俗、失礼，也更容易引发误解，不利于医患关系的和谐。

医院员工在引领患者、家属或来访者时，应主动走在患者、家属或来访者的前面，行走时侧身面向患者、家属或来访者。 在介绍时，左手或右手抬高至腰部，四指并拢，拇指微张，掌心向上，朝介绍的方向伸出手臂。 上楼梯时，应尾随患者、家属或来访者，上楼后应主动走在前面进行引领。 下楼梯时，应走在患者、家属或来访者的前面，以示尊重。

在握手时，双方距离 1 m 左右，要注视对方。 握手时伸出的手掌心稍微向上，力度不宜过大或过小，男性与女性握手时，只需轻握对方的手指部分，不宜握得太紧。 握手的时间一般以 3～5 秒为宜。

和女性、长辈、领导握手时，握手的主动权应交给对方，以示谦虚和尊重。 与多人握手时，要遵循先尊后卑、先长后幼、先女后男的原则。 若戴手套，应先脱手套再握手。 切忌戴着手套握手或握完手后当面擦手。

医务人员在对患者进行疾病的诊断和治疗过程中，都会有一些不同程度的身体接触。 及时、恰当的身体接触可以增加医患双方的信任感，增强患者疾病恢复的勇气和信心。 比如握手、抚摸头部、轻拍肩部、检查疾病部位等。 心理学专家表示：身体接触对哺乳动物的幼婴以至于人类的生命至关重要，通过肌肤接触可刺激人体释放一些重要的生长荷尔蒙。 社会学学者的研究报告指出：身体接触能消除人的紧张感，降低皮质醇含量，友好地拍打彼此有助于释放一种增进社交关系和信任的激素。

人的举止动作中，变化最多的就是手势动作。 手势动作是指人在运用手臂时，所出现的具体动作与体位。 它是人类最早使用的、至今仍被广泛运用的一种交际工具。 在长期的社会实践过程中，手势被赋予了种种特定的含义，具有丰富的表现力，加上手有指、腕、等关节且与肘、肩等关节紧密相关，活动幅度大，具有高度的灵活性，手势便成了人类表情达意的最有力的手段，在体态语言中占有最重要的地位。 手势是指人类用语言中枢建立起来的一套用手掌和手指位置、形状构成的特定语言系统，其中包括通用的，如聋哑人使用的手语。

人际距离

交往双方的人际关系以及所处情境决定着相互间自我空间的范围。 美国人类学家爱德华·霍尔博士划分了四种区域或距离，各种距离都与对方的关系相称。 人们的个体空间需求大体上可分为四种距离：亲密距离、个人距离、社交距离、公共距离。

亲密距离从 45 cm 到零距离，一般是亲人、很熟的朋友、情侣和夫妻才会保持这样的距离。 当无权进入亲密距离的人闯入这个范围时，会令人不适。 在拥挤的公共汽车、地铁和电梯上，由于人员的拥挤，亲密距离常常遭到破坏。 于是，人们尽可能地在心理上保护自己的空间距离。

个人距离大概为 45～120 cm，就像伸手碰到对方那样，虽然认识，但是没有特别的关系。 这是在进行非正式的个人交谈时经常保持的距离。 和人谈话时，不可站得太近，一般保持在 50 cm 以外为宜。

社交距离大概是 120～360 cm，就像隔一张办公桌那样。 一般工作场合人们多采用这种距离交谈，在小型招待会上，与没有过多交往的人打招呼可采用此距离。

公众距离可以到 360 cm 那么远。 一般适用于演讲者与听众、彼此极为生疏的交谈及非正式的场合。 在商务活动中，根据其活动的对象和目的，选择和保持合适的距离是极为重要的。

语言规范

礼貌用语是尊重患者的具体表现，是和谐医患关系的敲门砖。 所以医院员工在工作中，会使用礼貌用语十分重要。 多说客气话不仅表示对患者的尊重，而且表明自己有修养。 所以多用礼貌用语，不仅有利于医患双方气氛融洽，而且有益于沟通交流。见面语："早上好!""下午好!""晚上好!""您好!""很高兴认识您。"等。 感谢语："谢谢!""劳驾了。""让您费心了。"等。 打扰对方或向对方致歉："对不起!""请原谅!""很抱歉!""请稍等。""麻烦。""请多包涵。"等。 接受对方致谢致歉时："别客气!""不客气!""不用谢!""没关系。"等。 告别语："祝您早日康复!""请慢走"等，与患者告别时尽量避免使用"再见!"或者"请走好!"等词语。

举例：员工语言规范

1.问候语。 相互见面时问候，被问候人也要做出回应。"您好!""早上好!"（上午十点以前）"上午好!""下午好!""晚上好!""您需要帮助吗?""您哪里不舒服?"

2.称呼语。 根据性别、年龄、职业、职务等恰当称呼患者，按国际惯例可称先生、女士。 按年龄可称阿姨、大爷等。 按职业可称老师、教授等。 按职务可称厂长、经理等。 若无合适的称呼时可以叫全名，但不能单纯用床号称呼，必要时可征求患者意见。

3.接待语。 指引或引导时，说："请!"进门时，说："请进。"让坐下时，说："请坐。"工作忙时，说："请稍候。"检查或操作时，说："请配合一下。"征询意见时，说："请多提宝贵意见。"

4.感谢语。 得到患者的支持、理解、配合等，都应向对方致谢。 如"谢谢!""谢谢配合。""感谢您对我们工作的理解与支持。"

5.道歉语。 当员工语言或行为给患者造成了不快甚至是伤害时，应向对方道歉。 如"对不起!""实在抱歉!""请原谅!""真过意不去"。

6.安慰语。 患者病情危重或压力较大时，员工应及时安慰。"请不要着急，您会好起来的。"

7. 祝福语。 患者痊愈出院，说："祝您早日康复！"

8. 道别语。 患者离开医院，说："请慢走。"

9. 欢迎语。 领导、同行或来宾到医院参观、学习时，说："欢迎您检查（指导）工作。"

10. 回应语。 当患者或家属提出意见时，一定要及时回应。 例如："您提的意见很好，我们一定会认真改进的。"

开放式的语音语调在与患者的沟通交流中是非常有力量的，向患者传递的是一种真诚和放松的信号，让患者感受到充分的信任。 魔法师的语调给患者带来乐观、轻快、鼓励，能够激发患者战胜疾病的信心和勇气。 真朋友的语调能够让患者感受到开放、温柔，让患者体会到医务人员提供的无条件的支持。 智慧长者的语调带给患者安静和祝福，让患者感受到成功的喜悦。 勇士的语调有助于患者克服困难、坚定信念。

电话礼仪

电话本身是没有任何感情色彩的，使用电话是为了便利地交流沟通，拉近彼此的距离。 所以，接听电话时要赋予电话感情色彩，达到使对方"闻其声如见其人"的效果。 接听电话时需要用声音表达出情和微笑，让对方能够从电话中感受到你的热情。 声音通过电话的传递后会有一些改变，通话时要语速和音量适中，吐字要清楚，音调要抑扬顿挫。

电话铃声响起后，应在铃响3声以内（若铃声为音乐，则应在时间约10秒左右时）接听。 在接通电话后应首先问好，然后报出医院或科室名称和自己的姓氏，并礼貌询问对方找谁或者有什么事情需要帮助。 认真倾听对方电话来电事由。 记录下对方需要通知或留言的事情、时间、地点和姓名，并简单地复述。

熟悉医院情况、科室业务和员工情况，以便及时回答患者询问的相关问题。 遇到不能回答的问题，应记录对方的电话号码，并告诉对方大约在多少时间内查询后或由其他员工给予对方回答。 结束时，感谢对方打来电话。 待对方将电话挂断后，自己再挂断电话。

举例：员工电话规范

1. 拨打电话规范

打电话前应选择对方合适的时间，准备好打电话的内容。 如果铃响了六声还没人接，可以挂断电话。 听到对方声音首先问候对方，然后报出自己的姓名或单位，并说出你要找的人。

2. 接听电话规范

电话铃响，应在铃响 3 声内（若铃声为音乐，则应在时间约 10 秒左右时）接听。 拿起电话，首先问候对方，然后自报科室与姓名。 转接电话时应确认对方的身份。 应在对方挂电话后再挂电话。

3. 电话交谈规范

从拿起电话筒起，就不要再与他人交谈，更不要随便说笑。 说话时使用合适的语音语调。 为了表示自己在专心倾听并理解了对方的意见，需要用一些简单的字，如"好""是"，作礼貌的反馈。 认真倾听，必要时记录。

4. 接打电话的注意事项

病区工作人员无特殊公务上午 8～10 点不打外线电话。 工作时间拨打或接听电话不超过 3 分钟。 不在病区大声呼叫别人接电话。 上班时应关闭手机，或设置为震动状态。 询问病情、查房及治疗操作等期间不得接听电话。

电梯礼仪

随同患者、家属或来访者来到电梯厅门前时，先按电梯按钮。 轿厢到达厅门打开时，若患者、家属或来访者不只一人时，可先行进入电梯，一手按开门按钮，另一手挡住电梯侧门，礼貌地说"请进"，邀请患者、家属或来访者进入电梯轿厢。

进入电梯后，按患者、家属或来访者要去的楼层按钮。 若电梯行进间有其他人员进入，可主动询问要去几楼，帮忙按下楼层按钮。 电梯内可视状况是否寒暄，例如没有其他人员时可略做寒暄，有外人或其他同事在时，可斟酌是否有必要寒暄。 电梯内尽量侧身面对客人。

到达目的楼层，一手按住开门按钮，另一手做出"请出"的动作，可说："到了，您先请！"患者、家属或来访者走出电梯后，自己立刻步出电梯，并热诚地引导行进的方向。

会议礼仪

无论任何会议都有一定的目的，当会议目的明确之后就要确定会议时间、地点、参加人员、日程安排等。然后就要发会议通知，并安排会场和组织迎送活动。一般来说，去参加会议必须遵守如下礼仪：如果以组织者身份参加，就要严守职责；以来宾身份参加，应听从组织者的安排，遵守会议的日程安排和会议纪律；如预先安排有自己的发言，可遵照会议组织者的安排发言；如会议发言是自由或自愿的，可酌情决定发不发言。

参加上级组织的大型会议，要严格按要求入座，并履行自己的职责。参加医院的工作会议，则要严肃会议纪律，明确会议目的，组织会议进程，保证会议效果。参加报告会、座谈会、讨论会、经验交流会、代表会、表彰会、纪念会、庆祝会、新闻发布会、对话会，也要按不同会议要求遵守相应的礼仪。在调研会、座谈会上，要敢于听取不同意见，尤其是那些尖锐的意见，以便改进工作。

✤ 岗位服务规范

患者到医院门/急诊就诊或在住院治疗的过程中，医院的每一个岗位和每一位员工都应该提供全面、周到的优质服务。对医院每个岗位的员工来讲，都应该认真做好本职工作，才能够将整个医院的服务品质和品牌形象提升上去。医院员工除了应该遵守基本的仪容仪表、仪态举止的服务行为规范外，还应当遵守医院的各项规章制度、提升自己的业务水平，真正地为患者的健康尽到应有的责任。

医院的工作岗位主要分为窗口岗位、临床岗位、医技岗位、行政岗位和后勤岗位等。窗口岗位主要包括导医、分诊、一站式服务、挂号、收费、出入院处等。临床岗位主要包括门诊、急诊、住院病区、麻醉科、手术室的医生和护士等。医技岗位主要包括医学检验、病理、医学影像（如 X 线、CT、MRI、B 超等）、特殊检查（如心电图、脑电图、胃镜、肠镜等）等，另外，药房（如西药房、中药房、配液中心等）和康复治疗也可以纳入医技科室岗位。行政岗位主要包括院级领导、职能部门等。后勤岗位主要包括保安、保洁、司机、维修、食堂、库房、超市、护工、临床支持中心、供应室等。

医院的不同岗位和部门，服务对象、服务环节、服务的标准和要求都不完全相同。医院应根据不同岗位和部门制订出符合患者需求和岗位职责的员工行为规范，提高医院的整体服务水平，同时也便于监督员工的服务行为。

窗口岗位服务规范

导医、分诊和一站式服务中心等岗位是医院服务的前哨阵地，患者、家属来到医院后，需要通过这些岗位咨询和了解医院的情况及就诊过程中的注意事项。以上岗位是患者、家属对医院建立第一印象的地方，服务的能力和水平显得非常重要。以上岗位的员工需要对医院的整体情况、科室和专家的特色进行详细的了解，并且还要能够及时、准确地觉察到患者的需求和想法。

举例：导医服务规范

1.有人进入大门3米时应微笑，1米时应问好。患者走进导医台时："您好！有什么需要我帮助？"解答完患者的问题后："请问，您清楚了吗？"

2.危急患者进入大门时主动相迎，立即引导患者就诊，说："别着急，请跟我来。"

3.年老体弱者进入大门后主动询问并搀扶："请问需要我帮助吗？"

4.为行动不便的患者提供轮椅或推车："请问需要轮椅（或推车）吗？"

5.对就诊程序或医院环境不熟悉者，主动询问。当患者询问的问题，自己不清楚时："请稍等，我马上给您问一下。"

6.需要指引者，手势指引或亲自引导："看内科在三楼，请往这边走。做心电图在后楼，请往这边走。"（手势指引）

7.患者或家属情绪不满时，立即上前询问并协助解决："别着急，请慢慢讲。"

8.患者携带物品较多时，主动询问并提供帮助："请问需要我帮助吗？"

9.帮助没有陪伴且行动不便的患者挂号、交费、拿药等。"请问我来帮您挂号（交费、取药），好吗？"

10.患者或家属离开医院时主动告别："请慢走！"

举例：分诊服务规范

1.患者到分诊台前应主动问候，通过询问确定患者就诊科室："请问您是看内科吗？"

2.患者需要排队就诊，告知其先到候诊区休息："请把病历及挂号单给我，您到候诊区坐一会儿，轮到您看病时我们会叫您。"

3.轮到患者就诊时，告知其就诊的诊断室："请您到三诊室就诊，亲属请在候诊区等一会儿。"

4.需要陪同就诊的患者，要求家属陪同："请您到三诊室就诊，最好有一名了解您病情的亲属陪同您。"

5.患者未挂号直接就诊时，应告知需要先挂号："对不起，请您到挂号处挂了号再来就诊。"

6.其他人员找门诊医生有私人事务时："对不起，×医生正在看门诊，请您改天再联系。"

挂号、收费和出入院处等窗口岗位，在医院没有实现预约诊疗、自助挂号、交费前，是患者及其家属排队等候时间最长的地方，也是容易引发患者及其家属情绪和矛盾的地方。特别是出入院处办理相关手续时，手续和程序繁多，时常会让患者或家属来回奔波。

以上岗位员工的服务态度一定要热情，服务水平一定要专业，要尽可能减少患者及其家属排队等候的时间。当遇排队等候的队伍较长时，这些部门应该及时采取应急措施，增加窗口或者工作人员。尽可能一次性告知患者和家属需要的资料和手续，避免造成患者或者家属不必要的时间浪费。

举例：挂号服务规范

1.患者走近挂号处，应主动询问："您好，请问有就诊卡吗？请出示一下。"

2.患者有书写能力可自己填写病历资料："请填写一下您的姓名、年龄、电话号码和家庭住址好吗？"

3.患者无书写能力或书写不便时代为填写病历资料："请告诉一下您的姓名、年龄、电话号码和家庭住址，好吗？"

4.患者填写好就诊信息表后，询问需要挂号的科室："请问您挂什么科？哪位医生？"

5.收取患者挂号费后，找补钱的金额："您的挂号费是×元，收您×元，找您×元，请收好。"

6.患者不知道挂什么科时，应主动询问患者病情，介绍相关的科室和专家："请问您哪里不舒服？××内科××医生对这种病比较有经验，建议您挂他的号，行吗？"

7.当患者要挂号的医生已经停诊时，应主动说明停诊原因，并建议选择其他医生："对不起，××医生今天出差临时停诊，请您另选一名医生，好吗？"

8.当患者要挂号的专家号挂满时，建议改挂其他专家："对不起，××教授的号挂满了，请挂其他专家的号，好吗？"

9.临近下班时挂号，应建议下午就诊："对不起，上午已经停止挂号，给您挂下午的号，可以吗？"

10.患者要求退号，应告知先到分诊处签字："请先到分诊处找护士签字，然后再来退号，好吗？"

举例：收费服务规范

1.患者或家属到收费窗口应主动询问："您好，请把处方（检查、治疗申请单）给我。"

2.核价完后，需要患者付费时，应确定患者姓名，告诉费用金额："请问病人是叫××吗？您的药费（检查费、治疗费）共××元，请付费。"

3.收取患者钱后打印发票，找补金额："您的费用共××元，收您××元，找您××元，请收好钱和单据。"

4.患者划价的药品需要先做皮试时，应告诉患者先到注射室做皮试后才能划价交费："对不起，请您先去注射室做个过敏试验。如皮试阴性，您再来交费，好吗？"

5.患者认为药品（检查、治疗）费用较多，要求减少药物或放弃某项检查治疗时："对不起，您把处方（检查单）拿去给医生，并跟他说一下，好吗？"

6.患者对核价处方不清楚或检查单不明了时，应立即让导医或其他工作人员与医生联系明确相关内容："请稍等，这里有一点儿不太清楚，为了您的安全我们和医生确认一下。"

7.患者对处方（检查治疗）费用价格有异议："请稍等，我马上给您重新核对。"如果核对无误时可以回复："我已经核对过了，没有错，请放心。"如果核对后发现有误，可以回复："对不起，弄错了，应该是××元。"

举例：入出院服务规范

1.患者或家属到窗口前应主动询问："您好，请把住院证和身份证给我，好吗？"

2.填写病案首页资料："请说一下您的联系人和联系电话。"

3.询问患者参加何种医疗保险："您参加了哪种医疗保险？请出示一下相关证件。"

4.应告诉患者具体的住院预交费用金额："您好，请您预交住院费××元。收您××元，请将收据保管好，出院结算时交回结算处。"

5.办理完住院手续后应告诉患者住院科室的位置："您的住院手续已办好，请到三楼××科住院，请慢走。"

6.患者或家属办理出院手续，询问患者姓名、住院科室："您好，请问患者住哪个科，叫什么名字？请把预交款收据给我。"

7.办理完出院手续，找补金额："患者的住院费共计××元，预交了××元，请再补交××元。"

8.打印好患者发票和费用清单后："这是××患者的住院发票和费用清单，请收好。"

临床岗位服务规范

医生肩负救死扶伤的使命，除了要掌握精湛的医疗技术外，同时还要将服务态度、服务技能、服务技巧、服务艺术等摆在同等重要的位置，体惜患者的病痛和心情，认真地接待每一位患者及其家属。患者及其家属来到医院，最期盼的一件事情就是将疾病诊断准确，并且有较好的治疗效果。医生的仪容仪表、仪态举止和行为规范对患者及其家属的心理和心情都会有较大的影响。

举例：门诊医生服务规范

1.患者走进诊断室后，主动问候并示意患者坐下："您好！请坐。"然后进行自我介绍："我叫刘×，您可以叫我刘医生。"

2.仔细询问患者病情，认真听取患者讲述："请问您需要什么帮助？"或"请问您这次来医院准备解决什么问题？"

3.需要体格检查时，争取患者的配合："请躺在检查床上，我给您检查一下身体，请把衣服（裤带）解开。"

4.进行必要的辅助检查，需要征询患者的意见："根据您的病情需要做验血检查，您看行吗？我给您开申请单，请先到收费处交费后检查。"

5.患者病情需要药物治疗，应告诉疾病初步诊断及治疗情况："目前初步考虑您患了肺炎，需要用药治疗，这是给您开的处方，请到收费处交费后再到药房取药。"

6.患者疾病需要专科会诊进一步明确诊断时，应告诉患者："根据您目前的病情需要请消化内科会诊，协助明确诊断，请带好病历本和检查报告到消化内科。"

7.患者就诊完毕离开诊断室，应告诉治疗过程中的注意事项："请带好病历本和检查报告，如果在治疗过程中有什么问题请及时来医院复查，请慢走！"

8.患者病情需要住院治疗，应征询患者的意见："根据您的病情和检查结果，您患的是胆囊炎，需要在肝胆外科住院治疗（手术）。"

9.开具住院证后，应告诉患者如何办理住院手续："现在给您开住院证，请到入院处办理住院手续。您慢走。"

举例：住院医生服务规范

1.患者住院后首次查房应告诉患者自己的姓名和上级医生的姓名："您好，我叫××，是您的主管医生，我们医疗组有三人，主治医师是××，主任医师××。我们每天都会来看您的。"

2.每天早上查房主动向患者问候，询问睡眠及身体状况："您好，昨晚休息得好吗？感觉怎么样？有没有什么不舒服的？"

3.夜间值班医生查房应询问患者并告诉病情不适时的联系方式："您好，我是××医生，今晚我值班，现在来看看您。晚上有什么事情，请按床头的呼叫器与护士联系。"

4. 患者病情需要会诊应告诉患者并询问意见："您的病还需进一步确诊，今天上午九点我们组织全科会诊或请××科医生给您会诊，您看可以吗？"

5. 科室内或科室间会诊时最好由管床医生陪同介绍，如果会诊医生独自到病房时应主动自我介绍："您好，我是××科医生××，今天来给您会诊。您感觉哪儿不舒服？多长时间了？"

6. 患者诊断明确后治疗方案的确定应告诉患者并询问意见："您的检查结果出来了，结合您的病情，我们诊断是××病。下一步的治疗方案是药物治疗，请您和亲属商量一下，尽快把意见告诉我们，好吗？"

7. 患者准备出院，应告诉患者出院后的注意事项："您好，您的病已基本好了，可以出院调养。出院后需要注意饮食方面的问题……"

8. 患者出院后应告诉患者哪些情况需要回医院复查，最好留给患者管床医生的电话以便联系："如果出现胸痛的情况就要到医院及时复查，来医院前请先打电话与我联系。"

随着医院整体护理在临床实践中的应用和发展，要求护士除了拥有丰富的专业理论知识和熟练的操作技能外，还应具有良好的仪容仪表及职业形象。在住院病区，护士每天、每班，甚至是每小时都要对患者进行病情观察、健康教育、康复指导、治疗处置和生活护理，护士与患者、家属接触和交流的时间是最多的，所以护士的服务行为规范对患者和家属来讲比较重要。

举例：门诊护士服务规范

1. 当患者走进门诊治疗室时应主动询问："您好，请问是做治疗吗？"

2. 当患者需要注射（输液）治疗时，要求患者提供病历、注射（输液）单和药品："您好，请把病历、注射（输液）单和药品给我，好吗？"

3. 当患者需要做药物过敏皮试，确认患者姓名，有无药物过敏史："请告诉我您的名字好吗？以前用过这种药吗？有没有药物过敏的情况？"

4. 进行药物过敏试验后，一定明确告诉患者需要观察的时间，并且要求不能离开："现在给您做青霉素过敏试验，需要等20分钟观察结果，请不要离开，有什么不舒服的，马上告诉我。"

5. 给患者肌肉注射（输液）时，应告诉患者药物的名称，要求患者给予配合："现在给您肌注（输液）青霉素药，请配合一下。"

6.患者第一次使用可能发生过敏的药物时，一定要告诉需要观察的时间："您是第一次用青霉素，请在这里等30分钟观察一下，如果没有什么反应和不适，您再离开，好吗？"

7.输液穿刺第一次失败后，应向患者致歉并取得配合，如果第二次穿刺失败，应调换其他人员穿刺："对不起，给您增加痛苦了，再配合一次好吗？"

8.输液调节好速度后，应告诉患者不能自行调节滴数，有身体不适时要使用床旁呼叫器："请不要自己调节输液速度，您有什么不舒服可以随时按呼叫器叫我们。"

9.患者做完注射（输液）离开时，应祝福患者："请慢走，祝您早日康复！"

举例：住院护士服务规范

1.患者及家属到病区后应主动问候并要求提供病历和住院证："您好！请坐，我是办公护士××，请把住院证、病历给我，我马上为您安排床位。"

2.安排床位后责任护士要在5分钟内给患者和家属介绍病区情况："您好，我是责任护士××，负责您的护理工作。现在给您介绍一下病区的有关情况（如主管医生、科主任、护士长以及病区环境、住院须知等）。"

3.巡视病房或患者呼叫发现病情危急或病情发生变化，应保持镇定并安慰患者："请不要紧张，我马上给您处理（找医生来处理）。"

4.患者手术（治疗）需要禁饮食，禁水，一定要明确告诉："您好，明天上午九点给您做手术，请您今天晚上十二点后不要吃东西，凌晨两点后不要喝水，明白了吗？"

5.劝阻亲属探视患者，请其离开病房："探视时间已过，病人需要休息了，请您离开病房，好吗？"

6.劝阻患者保持病房安静："对不起，病房需要安静，请您说话声音小一点儿（将电视音量调低一些），好吗？"

7.科室护士长征询患者意见："您好，我是科室护士长××，您有什么意见和要求请对我讲，我们一定会认真听取和改进的。"

8.患者准备出院时应告诉患者如何办理出院手续："明天您可以出院了，请您或您的亲属明天十点到出院处办理一下出院手续。"

9.患者办理出院手续后应告诉患者出院后的注意事项："您好，这是医生给您开的药，请您饭前（后）服用，注意多喝水。 出院后活动要适量，饮食要注意，您可以再仔细看一下"出院指导卡"。"

医技岗位服务规范

随着科学技术的不断发展，先进的医疗设备不断增多。 同时医院还需要经济收入来维持医院的发展和发放员工的工资、奖金，还有就是目前的医患关系紧张，医生为了避免不必要的麻烦，在患者到医院看门诊和住院时，都需要进行大量的辅助检查来明确或排除疾病的诊断。

辅助检查在检测或检查的过程中都需要一定的时间，特别是医学影像检查需要等候的时间更长，这些医技科室经常都会出现排长队的情况。 如果患者的辅助检查项目还需要禁食、憋尿等特殊准备时，患者在等待检查的过程中心情更加难受，情绪更容易激动。 当医技科室员工遇见有情绪的患者时，服务的态度和行为规范就显得更加重要。

举例：影像检查服务规范

1. 患者走到检查室前应主动问候。"您好！ 请把申请单给我。"

2. 患者检查申请单未交费，应告诉检查前需要交费："对不起！ 请您先到收费处交费后再来检查。"

3. 患者交过申请单，需要排队等候："请您在候诊区稍坐一会儿，轮到您检查时我们会叫您。"

4. 轮到患者检查时，应指引患者到相应的检查室："请您穿好鞋套，到第二检查室做 B 超检查。"

5. 患者检查前确认姓名，告诉患者所做检查项目："您好！ 请问您叫什么名字？ 现在为您做 B 超检查，请配合一下。"

6. 做完检查，告诉患者领取报告的时间："您的检查做完了，请到候诊区休息一下，30 分钟后在登记处取报告。"

7. 住院患者做完检查后，告诉患者检查报告单会直接送回住院科室："您的检查做完了，请您回病房，报告单我会送到您住院的科室病房。"

8. 急诊患者需要立即检查，应向其他患者说明原因："对不起，这位急诊病人病情比较危重，需要马上做 CT 检查，请您稍等一会儿，好吗？"

9.患者领取检查报告单后，应告诉患者将报告单交给门诊医生帮助诊断："这是您的检查报告单，请交给门诊医生帮助诊断您的疾病。"

举例：检验服务规范

1.患者走进检验窗口前应主动说："您好！ 请把检验单给我。"

2.患者的抽血检查项目需要饿血，应询问患者早上是否吃了东西："您检验的项目需要空腹抽血，您早上吃东西没有？"

3.抽取血液应取得患者配合，抽取血液后应告诉患者按压时间："请配合一下，我为您抽血。 抽完后，请您按压五分钟。"

4.留取大小便（特殊）标本，应告诉留取方法："请用标本盒留取标本。"

5.标本留取后应告诉患者领取检验报告单的时间："请您下午三点到这里的报告单发放处取检验报告单。"

6.患者领取检验报告单后，应告诉患者交给门诊医生帮助诊断："这是您的检验报告单，请交给门诊医生帮助诊断您的疾病。"

举例：内窥镜检查服务规范

1.患者走到检查室前应主动问候："您好，请把申请单给我。"

2.患者交过申请单，需要排队等候："请您在候诊区稍坐一会儿，轮到您检查时我们会叫您。"

3.患者检查前需要服用局部麻醉药，应告诉服用方法："请您把这支麻药慢慢咽下去，不要说话，×分钟后再为您检查。"

4.患者做内窥镜检查应告诉患者术中可能出现的不适，取得患者的配合："请您侧身躺在检查床上，检查过程中会有点儿不舒服，请坚持一下。"

5.患者做完检查，告诉患者领取报告的时间："您的检查做完了，请到候诊区休息一下，二十分钟后在登记处取报告。"

6.患者在检查过程中留取了病理标本，应告诉患者领取病理报告的时间："给您取了病理标本，三天后请到报告单发放处取病理报告单。"

举例：心电图检查服务规范

1.患者走到检查室前应主动问候："您好！ 请把申请单给我。"

2.患者交过申请单，需要排队等候："请您在候诊区稍坐一会儿，轮到您检查时我们会叫您。"

3.患者做心电图检查前，告诉患者正确的姿势："请您平躺在检查床上，上衣掀到胸口以上，露出两只手腕和左脚腕。"

4.患者做心电图时，要求患者情绪放松配合检查："请尽量躺平，身体放松，平稳呼吸。"

5.患者检查做完后，让患者在检查室外等候领取报告："您的检查做完了，请到检查室外稍等一下领取报告。"

6.患者领取检验报告单后，应告诉患者交给门诊医生帮助诊断："这是您的检验报告单，请交给门诊医生帮助诊断您的疾病。"

药房员工在发药时，需要告知患者或家属药物的使用方法和注意事项，特别是患者使用的药物品种较多，多种药物服用的时间不一致时，药房员工的沟通交流就很重要。

举例：药房服务规范

1.患者或家属到药房窗口取药时，药房员工应主动询问："请您把处方和发票附联给我。"接过处方及发票附联后："请稍候，等一下在显示屏上看到（或听到）您的名字时请到指定的窗口取药。"

2.发药后应告知患者药物的服用剂量、次数以及注意事项，并询问是否清楚："请问，知道该怎么用了吗？"

3.发放贵重、毒麻、精神药品时，让患者当面清点药物："这是您的药，××片一盒，请收好。"

4.发现处方书写不清或者不符合时，应立即让导医或其他工作人员与医生联系明确相关内容："请稍等，这里有一处不太明白，为了您的安全我们和医生确认一下。"

5.患者拿来的处方没有核价交费："请您先到收费处核价交费后再来拿药，好吗？"

6.患者认为药物发放有误时："请稍等，我马上给您重新核对。"如果核对无误时："我已经核对过了，没有错，请放心。"如果核对后发现有误："对不起，刚才把药弄错了，现在已经给您调换了，我的工作失误给您带来了麻烦，请原谅！"

7.发放中药时应告知煎熬方法："您的三副中药配好了，请按照上面的方法煎服。 如您需要，我院可提供煎药服务。"

康复治疗师在协助患者进行康复治疗或者使用仪器设备时，需要告知患者动作要领和注意事项。 在康复训练的患者中，部分患者除了身体功能有障碍外，心理功能和语言能力、理解能力、听觉能力等都存在一定程度的障碍，康复治疗师的仪容仪表、仪态举止和行为规范可能比其他岗位更加重要。

后勤岗位服务规范

后勤岗位员工的服务虽然不直接影响到患者疾病的诊断和治疗，但是后勤岗位也是医院的一部分，服务水平的高低和好坏，同样会影响到患者对医院形象的判断和评价。 比如医院环境是否整洁、干净，医院是否发生过扒窃、诈骗等情况，设施、设备是否及时维修、维护，食堂的饭菜是否可口、营养等。

举例：电梯服务规范

1.患者及家属进入电梯间后主动询问："您好！ 请问到几层？ 请往里边走一点儿。"

2.电梯停靠楼层时应主动报楼层数和科室："五层到了，五层是普外科，请慢走。"

3.如果有危重患者需要乘坐电梯时应优先安排，向其他患者说明原因："对不起，有危重患者，请您稍等一会儿，好吗？"

4.电梯满员后应主动向患者说明情况："对不起，电梯已满员，请您稍等一会儿，好吗？"

举例：维修服务规范

1.走进病房后，首先自我介绍，并说明目的："您好！ 我是总务科的维修工，现在开始维修电灯，请配合一下，好吗？"

2.在维修时需要患者和家属的配合应征询意见："现在需要把床移动一下，好吗？"

3.维修完成后，请患者或家属和护士使用检查："已经维修好了，请试一下。"

4.离开病房时，应告诉患者或家属使用时有问题请告诉护士："请放心使用，有什么问题请告诉护士。"

举例：配餐服务规范

1.走进病房后，首先自我介绍，并说明目的："您好！ 我是食堂的配餐员，现在为您订餐。 请问您想吃点儿什么？"

2.患者或家属点完餐后，征询有无其他要求："如您还有其他要求，请告诉我，我们会尽力使您满意的。"

3.饭菜送到病房后，请患者使用："您好！ 这是您的饭菜，请慢用。"

4.患者使用完饭菜后，询问患者意见："您好！ 请问我们做的饭菜，您满意吗？"

举例：保洁服务规范

1.走进病房后，首先自我介绍，并说明目的："您好！ 我是医院的清洁工，现在开始打扫清洁卫生，请配合一下，好吗？"

2.在清洁卫生时需要患者和家属的配合应征询意见："这是您的物品，帮您挪动一下，好吗？"

3.发现患者或家属乱扔垃圾时，应告知垃圾要放进垃圾箱："对不起，请您将垃圾放进垃圾箱里，好吗？"

4.清洁卫生打扫完后，应和患者、家属道别："清洁卫生打扫完了，请安心休息。"

举例：保安服务规范

1.患者或家属走进医院可询问："请问您需要什么帮助？"

2.指挥车辆有序地停放："您好！ 请把车停放整齐。"

3.若有车辆停放阻塞通道时，应告知停放的位置："对不起！ 这里是出入通道，请您把车停在旁边的位置。"

4.指引司机将车停放到正确的位置："您好！ 请把车停在医院停车场。 谢谢合作。"

举例：司机服务规范

1.患者、家属及其他客人需要乘坐汽车时，主动问好并打开车门："您好！ 请上车。"

2.主动告诉患者在行驶过程中有不适时，及时告诉司机要求停车或做其他处理："如果晕车想呕吐，我这里有垃圾袋。"

3.汽车行驶途中颠簸时，应提醒乘车人员："对不起！ 路面颠簸，请坐好。"

4.汽车行驶到达目的地后，应主动打开车门保护患者或客人下车："请注意头部，下车请慢一点儿。"

行政岗位服务规范

医院行政管理部门的服务对象主要有医院员工、患者及其家属和来访者。 行政管理部门的接待和服务水平也直接影响到医院的形象，服务态度要热情、周到，服务行为要规范、标准。 当医院员工及来访者到达时，应主动打招呼，并询问需要什么帮助。 如"您好！ 请进（或请坐）。""请问您有什么事情（请问您需要什么帮助）？"

对于医院员工、患者及其家属或来访者需要询问事情或者解决问题时，在自己职责范围内，应该及时给予答复或在最短的时间内予以解决。 当自己无法解决或者需要其他部门处理时，应协助他们解决问题。

如果医院员工或患者及其家属到行政管理部门投诉时，首先要做好情绪安抚工作，然后再认真地记录反映的问题。"您好！ 请您不要着急，您反映的问题我会立即向上级领导汇报，有了解决方案我会在第一时间通知您。 给您带来的不便希望能得到您的理解！"

第 9 章
改善就诊服务流程

流程，指水流的路程，事物进行中的次序或顺序的布置和安排。医院服务流程就是在医院服务中将资源（人、财、物、时间、信息等）输入转化为（流程转化、活动的增值过程）输出（患者满意的价值）的相互关联或相互作用的活动。

改善，就是指变得更好，改善就诊服务流程其实就是医院服务流程的再造，流程再造的核心是面向患者满意度的业务流程，而核心思想是要打破医院按职能设置部门的管理方式，代之以业务流程为中心，重新设计医院管理过程，从整体上确认医院的作业流程，追求全局最优，而不是个别最优。

医院是一个专业分工细致、就诊流程烦琐的机构，患者在门/急诊就诊和住院治疗时，会涉及很多的部门、人员和流程，经常会出现到处询问、重复排队、较长时间等候，时常出现医疗差错、服务态度冷漠等现象。而医生和护士每天都是在没日没夜的加班状态，每天都马不停蹄地忙来忙去，医院员工容易对职业产生倦怠，甚至是焦虑、抑郁，严重的还可能发生猝死和自杀倾向。

我国的患者看门诊和住院治疗的就诊流程基本上是处于一种无序的状态，除了个别城市的少数医院在尝试建立双向转诊的就诊模式外，其他医院的双向转诊更多的是注重口头和形式。目前很多医院之间的双向转诊基本是单向转诊，下级医院将危急重症和疑难杂症的患者转到上级医院，而患者在上级医院治疗好转以后，很少有患者转回下级医院继续治疗或者康复。

预约诊疗是改善就诊服务流程的好方法，让门诊患者和住院患者有序地来到医院，能够减少患者在医院排队等候的时间，减轻医院员工的工作压力。但是我国很多省份都是为了推行预约诊疗而推行，强制性地一刀切，规定从什么时候开始所有三甲医院的普通门诊患者和住院患者全部实行预约诊疗。

现在很多医院的预约诊疗的方式主要是网络预约、电话预约、现场预约和门诊预约等，而忽视了一个重要的预约途径和方式，即患者通过全科医生初步诊断后，预约到相应的医院就诊或者住院。 目前我国全科医生的数量偏少、作用发挥不够，严重制约了预约诊疗和双向转诊的推进。

美国梅奥诊所为了解决患者预约诊疗的问题，专门成立了协调委员会负责开发中央预约台，这个机构负责对梅奥诊所医生提出的实验室测试和医生咨询的要求进行安排，中央预约台的设计减轻了患者自行协调预约的负担。

计划和实施中央预约台的任务落在了一个新的管理团队身上，他们就是今天人们熟知的"系统与程序"团队。 这个重要的管理团队现在由三个院区的超过50名工业工程师和商业分析师组成。

他们都是熟悉梅奥诊所运转方式的老员工。 他们的头脑中有许多规则，什么事情应该在什么事情之前做，哪些事情可以同时进行等，他们一看到患者的预约请求，很快就能凭经验决定哪些应该先做，哪些应该接下来再做。 梅奥诊所挑选那些最优秀的员工放在中央预约台的运营小组里，因为梅奥诊所认识到这个功能对于患者可感知的美好经历有多么重要。

我国患者到医院就诊的服务流程，很多时候都是按照方便医院各部门、科室和员工的管理规范和工作流程来设计的，没有站在如何更好地服务于患者的角度来思考，需要进行重新的设计和流程的再造。 患者就诊服务流程再造需要医院管理者、员工和专业技术人员的共同参与，并且应当充分发挥现代信息技术的作用来代替人工的操作，真正地让患者感受到医院服务的方便、快捷、尊重和安全。

✠ 服务的连续性

患者在医院门诊/急诊就诊和从入院至出院或者转院期间，可能会涉及医院的多个部门、科室和众多不同专业的医务人员。 在患者诊断、治疗的各个不同阶段，医院应该提供适宜的内部资源，有时候包括外部资源来满足患者的需要。

医院应该有明确的转科或转院标准或者相应的规章制度、流程或者指南来支持患者就诊的连续性。 医院可以指定专人协调患者在医院的各项服务，由这些人员负责协调所有患者的诊断、治疗（如科室之间）或者个别患者的诊断、治疗（如病例管理）。

门诊急诊

从院前救护见到患者的那一刻或者患者到达门/急诊与医务人员接触时，医院的服务流程就开始了。 这个活动的全过程均伴随着对患者的评估与筛查，并随时判断患者的需求是否与医院的使命及所提供的医疗服务资源相匹配。 医院将所能提供的疾病诊治学科、辅助检查项目、患者就诊流程、工作时间、医院的使命以及医疗服务的资源，以电视广告、宣传册、网站、微信等形式对外宣传，并为适合医院服务范围的患者提供必要的服务。

门诊初诊患者首先由导诊咨询台护士简要询问基本需求后，建议患者到相应的科室进行就诊。 对就诊需求一时难以界定的初诊患者，可以先让全科医生门诊就诊，由全科医生接待完成诊疗服务或者转到相应的专科门诊就诊。 复诊患者或者明确所患专科疾病的初诊患者，由导诊咨询台护士直接指引到专科门诊就诊。

门诊医生在诊疗患者时，应该以病史询问、体格检查和相关的辅助检查结果对患者进行疾病的诊断，以帮助了解患者目前所需的服务类型，根据预防性服务、治疗性服务、姑息性服务和康复性服务来明确患者的医疗需求，确定最适合患者的治疗方案。

遇到疑难疾病或者三次未确诊的患者，应及时请示上级医师或者邀请其他学科医生会诊。 病情较重或者符合入院标准和转诊标准的患者，按照相应的规章制度办理。

急诊患者按照国家急诊病人病情分级指导原则，患者病情的四个级别分别是：一级濒危病人、二级危重病人、三级急症病人、四级非急症病人。 将把医院急诊科从功能结构上分为红、黄、绿"三区"，将病人的病情分为"四级"，从而提高急诊病人分诊的准确率，保障急诊病人的医疗安全。 急诊诊治三大区域中，红区即抢救监护区，适用于一级和二级病人处置；黄区即密切观察诊疗区，适用于三级病人，病人一旦出现病情恶化将被立即送入红区；绿区即四级病人诊疗区。

过去，当一个胸痛的患者来到美国阿普尔顿医疗中心时，医护人员需要查找医院的通讯名单，确定给谁打电话。 而现在，一旦患者进入医院的大门抱怨胸痛，第一个电话就通过专线接入急诊科。 急诊科的任何工作人员接到电话，就触发自动呼叫，报告急诊医生、心脏专家、医疗技师和护士等相关人员，心肌梗死的患者可能会被立即送到急诊科。

因为心肌梗死的诊断主要是通过心电图，医院考虑了减少从急诊科大门到心电图检查之间的步骤：当患者进入医院的大门，抱怨胸痛，会立即有人用轮椅将他

送到专门的心电图检查室，做完心电图检查后，心电图结果就打印出来迅速地交到急诊科医生的手里。

同时，一位护士会立即测量血压、脉搏等，安装静脉导管，帮助患者服用阿司匹林或者进行其他必要的步骤。心肌梗死患者需要的各种药物，包括阿司匹林、阻断剂和血液稀释剂等，都被放在一个药物箱里，由护士带进急诊科。

如果急诊科医生从心电图上看到患者有心肌梗死的迹象，应立即通知治疗小组的所有成员20分钟内赶到，准备进行心脏介入手术。

如果出现产科、儿科、眼科、耳鼻咽喉科等学科的患者，应该及时邀请相关科室进行紧急会诊处理。遇见大量的中毒、创伤等群体患者时，应立即启动紧急预案，积极抢救患者。

入院出院

患者办理入院前，需要进行详细的病史询问、全面的体格检查和有助于疾病诊断的辅助检查。例如，咳嗽患者必须进行胸部X线片和血常规的检查，胸痛的患者必须进行心电图和胸部X线片检查，外伤患者必须进行受伤部位的X线检查。一般情况下，患者的辅助检查结果没有出来，疾病诊断没有明确以前，患者不应该办理入院手续。当然，对于急诊或危重患者，其需求是显而易见的，其诊断性的辅助检查可以在办理入院手续后随之进行。

医生针对患者病情建议住院治疗时，应告知患者和家属入院检查、治疗或手术的目的和必要性、治疗的预期效果、住院的大致时间（天数）、所需的大约医疗费用、住院首次须缴纳的押金等情况。在患者和家属得到充分的信息并做出决定后，医生开具住院证。医生对收入院的患者确认医院的技术、设备和人员等条件能够满足其医疗需求。

医护人员随时对患者住院期间的病情变化及转归情况进行沟通和交流。其方式包括口头交接、书面记录等。主管医生认真记录患者的疾病状况、治疗进展以及疗效情况，及时报告上级医师，对可能发生的情况除了口头交代值班医生外，还应该记录在交班报告中。责任护士随时观察患者的病情变化，认真收集资料，及时记录在护理记录单中，以便将有价值的发现能及时提供给医生，作为修改治疗方案和改进护理措施的参考。

按照国家相关政策的规定，各类医疗保险患者住院期间一律不得请假离院，非医疗保险患者原则上也不准离开医院。如有患者及家属强烈要求临时离开医院，医务人员要对患者的情况进行评估，包括患者离院的理由是否迫切、患者家属对患者是否熟悉、有无家属陪同、估计离院的时间长短、离院距离的远近等。

患者和家属如果执意要暂时离院，在病情允许的情况下，应当进行风险教育，并签订《住院患者临时离院风险知情同意与责任承诺书》，记录离院时间和预计返回时间。 患者离院到达目的地后，要电话确认患者是否安全。 对超过请假预计时间未返回的患者，应主动电话联系患者催促回院，并做好记录。

住院患者经过治疗后，主管医生根据患者的健康状况和疾病的恢复情况决定是否可以出院或者经会诊是否需要接受进一步的康复治疗。 住院患者出院以前，主管医生应向患者和家属讲明进一步治疗的目的和必要性，并征得同意后再实施。

医院应了解和掌握患者所在社区的医疗服务情况，介绍当地最适合患者的医院或诊所，以满足患者身体、社会、营养、心理和康复等需求的服务范围和服务水平，并和对方取得联系，建立合作关系。 尽可能地将患者资料提供给患者所在社区的医疗机构，确保为患者提供出院后继续得到医疗支持的服务。 同时向患者交代提供继续医疗服务机构的所在名称和地点，任何需要到医院紧急就诊或随访的联络方式。

转科转院

当主管医生发现患者患有其他专业疾病并需要进行专科治疗时，经科室主任同意邀请相关专业的医生进行会诊，经双方科室人员共同评估患者病情，确需转科治疗，才可以转科。 在进行会诊或转科前，主管医生要对患者进行必要的诊断性治疗。 医院设有重症监护室（ICU），需要制订患者转入和转出的标准，并且按照转入和转出标准严格执行。

转科前，由主管医生开出转科医嘱，并写好转科记录，按照预定的时间转科，病情较轻的患者由责任护士或者值班护士陪送到转入科室，危重患者按照危重患者转运流程进行转运。

转科后，双方科室医务人员要对患者的病情和尚未使用完的所有医嘱药品的名称和数量进行交接。 转入科室接诊后，主管医生和责任护士应立即查看病人，评估病情，修订医疗护理计划，下达转科医嘱，做好转科记录。

需要转院的患者主要分为以下几种：限于医院的技术和设备条件，无法满足医疗需求者；已经完成主要治疗须转到当地医院就近进行康复治疗者；因交通、医疗保险支付或者其他原因要求转院治疗者；需要转专科医院治疗的感染性疾病、精神疾病或其他疾病的患者。 对医院不能诊治的患者，如需转往院外诊治，由科内讨论或者科室主任提出，报请医务部批准，由医务部与转入医院联系。确认接收医院具备能够满足患者医疗需求的设备和技术，征得患者和家属的同意，主管医生书写好出院小结的副本，才能够办理转院手续。

江苏省海安市居民储某夫妇发现8岁的儿子突然丧失意识，肢体抽搐达半小时之久。储某夫妇立即将儿子送往当地卫生院就诊。医生检查后诊断为"癫痫发作持续状态"，经过紧急救治，孩子抽搐停止，但仍未清醒。因卫生院医疗条件有限，其建议储某夫妇将孩子送到上级医院做进一步检查。储某夫妇接受了建议，将孩子转往上级医院。但是，在转院途中，卫生院没有安排医护人员护送，孩子在转院途中因疾病加重突然死亡。

储某夫妇中年得子，从小把儿子当宝贝，面对飞来的横祸，他们陷入了深深的痛苦之中。办完孩子的丧事，他们找到卫生院要求讨个说法。他们认为，在儿子转院途中，正是由于卫生院没有安排医护人员护送，致使儿子病情加重得不到及时救助而死亡，卫生院应承担相应责任。但卫生院认为，当储某夫妇将孩子转往其他医院治疗时，卫生院与储某夫妇之间的医疗服务合同关系即告结束；而该院医生在对孩子的诊疗行为中没有违反诊疗原则，该事故也不属于医疗事故，则卫生院对孩子的死亡不应承担责任。

经过协商，2004年1月6日，储某夫妇与卫生院达成协议：卫生院对储某夫妇一次性给予3.1万元补偿，此纠纷就此了结。此后，卫生院按照协议约定付清了补偿款。

然而，两个月后，卫生院收到了法院送来的起诉状副本、开庭传票等诉讼材料。原来，储某夫妇认为，在双方签订协议时，没有将鉴定费、死者尸体冷藏费、火化费等费用共4766.70元列入协议中，而卫生院对这些费用也应当予以赔偿。

患者转院应符合指征，患者病情未稳定或患者在转院途中可能出现病情加重甚至生命危险时，不宜转院，应待病情稳定或者度过危险期后，再行转院。若患者病情不允许转院，而患者和家属坚持要求转院，应签订《危重患者转院风险知情同意书》。

患者转院应征求患者家属的意见，向其交代转院的注意事项、安排好交通工具和转院的路线。患者转院时，应当有救护车运送，并安排医护人员护送。

随访指导

医院应建立门/急诊患者和住院患者随访制度，应给予清晰明了的随访指导，包括在何时、何地继续接受治疗，这对于保障患者最佳治疗效果、满足患者的全部治疗需求是必不可少的。

患者随访指导应当包括继续治疗医疗机构的名称和地点，是否需要返回原医院进行后续诊断和治疗，以及何时需要紧急就诊的联络方式和渠道。 如果患者因病或者能力有限不能理解随访指导，患者的家属应当参与进来。 如果患者的家属在患者的后续治疗过程中能够发挥重要的作用，应当将他们包括在内。 医院提供给患者和家属的随访指导应当简单、易于理解，这种随访指导应以书面或者最容易理解的形式提供给患者和家属。

医院对患者随访指导的方式有电话随访、网络随访、上门随访和门诊随访等多种形式。 医院的随访人员可以是主管医生、责任护士或者科室的高年资护士来担任。门/急诊患者可以安排就诊后一周和一月各随访一次，住院患者可以根据病情分别在出院后一周、一月、半年和一年各随访一次。 医院可以运用信息系统来提醒和监督对门/急诊患者和住院患者的随访时间和安排。

当门/急诊患者或住院患者拒绝医院诊疗建议而自行离院时，因未进行完全的治疗，极有可能给患者带来永久伤害甚至是死亡。 医院需要了解患者和家属拒绝诊疗建议的原因以便更好地与他们进行良好的沟通。 医务人员应详细地告知拒绝诊疗会带来的不良后果，同时可以提供患者居住地附近的医院和诊所的名称和地点，以便于患者和家属在紧急情况下采取必要的措施。

✾ 服务的协调性

患者在医院门/急诊就诊和住院治疗时，最不能忍受的是漫长的排队等候或者是没有人关注和理睬。 从患者踏入医院的大门开始，我们就要给患者提供一切可能的帮助。

为了使患者的诊断和治疗无缝连接，医院应当设计并实施相关的制度和流程，保证医生、护士和其他医务人员在患者门/急诊就诊和住院治疗、手术等服务时，能够保持良好的协调性。

按照传统的就诊流程，患者看病要经过挂号、就诊、交费、检查、开药、取药等诸多环节。 近年我国已有越来越多的医院引入了"一站式服务"的模式，通过人文服务和医疗服务流程的改变，为患者提供更加便捷、高效、优质的人性化服务，减少医疗服务中间环节，让患者更加省时、省力、省心。医院"一站式服务"主要包括以下内容。

院长代表：代表医院受理医疗服务投诉，倾听和征求患者的意见和建议，及时协调解决医患双方的有关问题。

分诊导医：指导患者就诊、挂号；帮助患者填写病历本封面；为患者指引就医路线；帮助患者就诊和实施检查项目；协助老弱病残孕和行动不便的患者，护送其住院。

咨询服务：提供医保政策、服务项目、服务价格、医疗保健、药物知识等咨询，以及医保账户及费用清单等查询。

预约服务：预约普通门诊、专家门诊、健康体检和住院治疗，预约有特殊要求的检查项目，预约救护车接送患者，预约其他的特殊需求的服务。

审批服务：费用报销、药品和检查退费、医保审方、外地医保盖章，指导办理麻醉药品使用卡，患者需要的特殊药品的申请与审批，承担特殊病种证明、病假证明、诊断证明、超量药品审批。

便民服务：免费为行动不便的患者提供轮椅、担架、拐杖等；为患者提供开水、水杯、茶叶、针线等；免费赠送报刊和宣传资料；设立方便门诊，为只需要开药和检查的患者提供便捷服务；发放各类辅助检查报告单。

专人负责

初诊的科室为首诊科室，首诊科室和首诊医师应对其所接诊患者，特别是对危、急、重患者的诊疗、会诊、转诊、转科、转院、病情告知等医疗工作负责到底。

首诊科室和首诊医师对其所接诊的诊断已明确的患者应及时治疗。对于病情需要留观察室观察治疗的病人，首诊科室的首诊医师应将病历记录清楚后收入观察室，由观察室医师继续治疗。需要住院治疗者，首诊医师在完成门诊病历记录后开具住院证，收住入院治疗。病房不得拒绝收治，特别是危、急、重病人。如收治有困难时，应向医务科或医院总值班报告，协调处理。如因本院条件所限确需转院者，按转院制度执行。

遇到复杂病例或诊断未明的病员，首诊科室和首诊医师应承担主要诊治责任，并负责邀请有关科室医生会诊。诊断明确后及时转有关科室治疗。诊断不明确者应被收住在主要临床表现相关科室。

为了保障患者整个住院期间的治疗协调性，对患者的治疗负有全面协调和连续性责任或者对患者某一阶段负有责任的医务人员应当清晰地加以确认。 此人可以是医生，也可以是其他具有执业资格的人员。 这个责任人应反映在病历中或以其他方式使医院的员工知晓。 责任人能够提供与患者诊疗方案相关的全部文字资料。

由单一医务人员监管患者整个住院期间的治疗，将有助于改善医疗服务的连续性、协调性、患者满意度、医疗质量以及可能的预后。 这样也有利于某些病情复杂的患者和医院诊断确定的其他患者的治疗。 这个责任人还需要和其他的医务人员配合与沟通。

另外，当责任人放假或有其他不在岗位的时间，医院应有相关的制度来规范将患者由该责任人转交到另一个责任人的过程。 医院的制度还要确认相关的会诊医生、值班医生、医生临时代理人及其他相关人员，并规定他们如何来承担责任，以及记录他们的参与情况和负责的内容。

住院患者从一个治疗阶段进入另一个治疗阶段时（例如从手术到康复治疗），患者的责任医务人员可以改变，也可以由同一个人继续监管患者的整个治疗过程。

妥善安置

医院或科室病床设施不够时，应视情况对患者做妥善的安置处理。 患者病情需要立即住院治疗但科室病房没有空床时，可暂时安排其入住其他有空床的科室病房或在需要入住的科室内加床。 病人病情需要进一步检查、择期手术治疗的患者可暂行门诊治疗或安排回家等候，待医院有空床后再行通知住院。 急诊患者暂时不能入院，如果病情允许可以先留观察室观察处理。 如果是医院短时间无法解决患者的住院问题时，在患者病情允许的情况下可以安排患者转院治疗。

减少障碍

医院对老年人、残疾人、说多种语言或方言、有不同的文化背景或者存在其他障碍会影响其接受医疗服务的患者，应当提供无障碍的医疗服务。 与患者交流尽量采用患者能够理解的语言和方式。 对有地方语言障碍的患者，可以请患者的家属或能与其交流的其他医务人员代为翻译交流。 对无法通过语言交流的患者，可以通过书写交流或用易懂的肢体语言与其沟通。 通常情况下，不要让小孩儿充当信息传递者。 当非家庭成员充当信息传递者时，他们要知道患者沟通和理解的障碍。 对老幼病残或者手脚不方便的患者应当搀扶或轮椅护送，必要时协助其挂号、检查、取药、治疗等。

给听障产妇做剖宫产手术，年轻麻醉师用漫画与之交流。 网友在朋友圈晒出了一组漫画——"听障人剖宫产术，麻醉医生交流图"，并附文"我知道我的字丑"。 画面图文并茂，超级有爱。

这名湖南省××医院的麻醉医生××告诉记者，最开始交流时，用笔在纸上写，文字沟通多一些，后来为了让产妇更了解过程，××又图文并茂地给产妇画了流程图。 ××很开心地表示，产妇手术非常顺利，他觉得他这样做很平常，"我就想让她感到安全。"××从小就学画画，也一直很喜欢画画。 参加工作以来，只要一有空闲时间，他就会拿起笔随便画。"没事就画，都好几本了，超级多……"

✣ 服务价值与浪费

医院满足患者的需求就是提供准确无误的优质服务。 患者想要的医疗服务是高效的、物有所值的，更是妥善的、无害的。 精益是一种能够改变医院组织和管理方式的哲学。 精益医院管理以提高服务质量、提升患者满意度、帮助员工实现自身价值为发展目标，医院运行过程始终致力于提高效率并降低损耗，而这一原则也顺应组织自身发展的原动力。

精益是一种工具，是一套管理体系，是一种实现持久发展、永葆员工工作热情的方法，是一条对医院和领导者都意义非凡的解决之策。 为了取得精益实施的成功，我们必须同时把握好两个方面：既要持续改善，又要员工参与。 持续改善和员工参与这两大理念是精益的重要组成部分。

医院采用精益管理并不是希望通过大家更加认真地工作来提高医疗质量，而是让大家通过行动得更迅速来提高服务效率。 精益能够通过减少过失和等待时间使医院提高为患者服务的质量。

精益能够帮助医院领导认识到，医疗差错和服务失误的出现，问题并非在员工个人身上，而出在医院管理体系本身。 而精益管理正是通过细小的、可管理的"订正"来修正和改进医院的管理体系。 精益方法并不是要修正医院的每一个主要问题，它要解决的是每天都困扰医院为患者服务的成百上千的琐事。

对医疗行业来讲，精益管理并非新事物，美国吉尔布雷斯夫妇是最早提出"工业工程理论"可以应用于医院的人之一。 吉尔布雷斯夫妇研究中的一项创新便是在手术中安排一名护士听候调遣，为手术医生专门传递手术医疗器械，这就是目前医院手术室的司械护士。 司械护士这个岗位的出现，减少了手术医生在手术过程中自己去寻找手术医疗器械而浪费的手术时间，这是医疗服务流程改进的方法。

在我国，即使是名列行业前列的医院，在管理理念和方式方面仍显露出明显不足，人治管理的色彩仍然浓厚，科学有效的管理缺失，专业医院管理人才队伍相对医疗组织的需求堪称零储备，流程设计的系统性、连贯性和有效性都具有很大的改进空间。 医院虽然完成了很了不起的事业，但是有一位著名大学附属医院的管理者曾感叹道："我们医院有世界一流的医生，世界一流的治疗手段，却拥有不入流的管理程序。"

医院及其运作的服务流程虽然充满了低效率和不满意，但不能把这些问题归结于细致体贴、兢兢业业、医术高明的医生和护士。 医院要想解决这些问题，就需要一套行之有效的方法来可持续地提高服务质量、改进服务流程。

注重价值

价值是一种顾客愿意买单的产品或服务。 服务的价值只能由终端的顾客定义，医院的终端顾客就是患者和其他健康需求者，医院的大部分医疗服务活动都是围绕着患者开展的。 其他顾客还包括患者家属、医院员工和其他人。 不同顾客对服务价值的定义不同，例如在患者接受手术的时候，从患者家属的角度来说，价值可能会是在手术期间随时可以了解患者的准确状态，减少家属的焦急心情。

患者到医院诊断和治疗的过程中，比较关注三个问题：一是能否继续生存和恢复的速度，二是可以回归到正常生活所需的时间，三是其所接受的治疗方法的持续性。

假如你因为头痛去医院看病，首先要填写一份完整的病历，回答一系列与头痛有关的问题。 然后可能需要做血液和尿液的检查，以便找出病因，比如是普通感冒、感染或者其他疾病。 接下来还要做胸部 X 线片或者头部 CT 扫描，方便医生了解你身体和头部的影像情况。 情况更严重的话，可能还需要做眼睛检查，甚至是腰椎穿刺检查。

最后诊断的结果是，你患有偏头痛。 医生会开一张处方，告诉你需要服用专门一种治疗偏头痛的药物，此药可以治愈七成左右的偏头痛患者。

历经整个诊断的过程后，扪心自问，你愿意为病历书写、抽血检查抑或是拍 X 线片检查付费吗？ 你觉得哪部分医疗服务对你来说最有价值呢？

撇开患者对医生的尊敬和崇拜不说，仅从患者自身考虑，答案是显而易见的。因为在离开医院之前，你的头依然疼痛难当。对你而言，这次看病没有任何效果。

你会发现患者所需的既不是各种昂贵的检查，也不是名目繁多的药物，更不是坐在候诊室焦急等待。患者只是希望被治疗，减轻病痛，尽快恢复活力。

在任何服务流程中，医院员工工作时，不仅要考虑患者的需求，还要考虑下一个服务流程员工工作的方便，以保证整个患者医疗服务过程的效率。对医院员工的需求满足不能够偏离患者的需求，否则，医院将会出现过度关心内部的危险情况。

消除浪费

在精益术语中，我们将那些反复出现、干扰日常工作和服务患者的问题和纷扰称为浪费。医院的大小事务中都充斥着各种干扰因素、不良沟通、行动浪费和临时工作。医院经常会发生这样的情况，当我们的物资缺失的时候，我们的对策就是赶快去寻找。如果是工作场所设计不合理、工作量过大时，我们就会相应地加快行动的速度。如果医生没有下达医嘱，护士便会多打几次电话催他们快一点儿。然而，这些临时的措施并不能防止同样的问题再次出现。

浪费的存在并不意味着医院员工不优秀或者工作不认真。相反，浪费会让医院员工工作得更辛苦，因为他们必须处理那些没有价值的事情。浪费通常是由体系不健全或者流程设计不合理（或者缺失）造成的。

我们必须减少或消除浪费的东西，只有这样，医生、护士才能有更多的时间做真正的工作——患者的诊断、治疗、护理和康复。减少浪费的重要动机就是为医生和护士腾出更多的时间，当医生和护士不再忙于繁杂的、重复的无效工作中，他们就有更多的时间与患者、家属交流，回答问题以及缓解患者在住院时可能产生的焦虑。

医生、护士和医院管理者都是国家和社会的财富，希望精益管理提倡的注重价值、消除浪费的方法，可以在满足患者需要的同时，提高医务人员的生活质量。当员工、科室或医院超负荷工作的时候，我们需要的是消除其中的浪费，而不是要求更多的资源和人力。消除浪费还要求我们在不增加人员、不加大员工压力的前提下承担更多的工作。减少浪费可以为员工腾出更多的时间正确处理工作——向患者提供高质量的服务，而不是出于缺乏时间的压力而"偷工减料"。消除浪费可以让我们降低成本、提高服务质量和员工满意度。

医生、护士和医院管理者往往专注于医疗技术水平的高低，而没有把患者的利益放在首位。 大家都比较认同及时有效的治疗非常关键，但是很少有系统性地去尝试改变，来减少患者等候和接受治疗的时间。

浪费的代价是昂贵的。 试想一下，如果每家医院和每位医生在患者诊断治疗过程中，都能够减少由于过期报废药品、医疗误差导致的法律纠纷和不必要的检查引起的各种浪费，那么医院的价值就立即会大幅度地增加。 浪费所耗费的不仅是钱，从患者的角度来讲，更重要的是耗费了治疗时间。 时间对于患者来讲，可能就是身体的健康和生命的安全。

要想消除浪费，首先要学会识别和描述浪费。 浪费的类型主要有 8 种，医院的浪费术语借鉴了制造业，稍微进行了必要的修改和调整。

1.工作失误：工作失误是指任何源头上就出现错误的医疗行为。 为患者用药时药品或剂量有误，例如给 A 型血的患者输入了 B 型血等。 在医院，严重的工作失误会导致患者损伤甚至是死亡。 据美国医学研究院估计，每年"可以预防的、由药物使用导致的患者损伤"多达 40 万例。 引起这些工作失误的原因包括书写潦草、小数点点错以及给患者用药过程中的错误等。

工作失误也不一定就会造成患者损伤。 例如，护士或检验科医生为患者抽血时，如果血标本出现问题，那抽血这段时间就是浪费，还可能导致患者的检查结果不准确。

2.等待延迟：患者等待检查结果、等待预约、等待床位、等待手术或医生等待病人等。 等待延迟可以简单地理解为没有事情可做的阶段。 在医院的服务流程中，治疗程序的不同会导致患者较长时间的等待；同时，系统问题和不均衡的工作量也会造成医院员工的无效等待。

患者等待：由于就诊过程流通不畅和计划不好常会让患者在预约就诊、辅助检查、治疗过程，甚至是挂号、交费、取药过程中产生长时间的等待。

员工等待：医院员工也经常会处于等待状态而不能产生有价值的活动。 造成医院员工等待的常见原因是流程缺陷、上游服务环节延误、工作量不均衡和患者数量较少等。

3.不必要的走动：由于医院空间布局设计不合理和服务操作流程不规范导致的员工行动的浪费。 医院里护士的不必要走动浪费的现象是最严重的，一家医院用电子计步器统计过，在每天当班的 12 小时，护理单元和手术室的护士走动数量为 5.6～7.2 千米。

4.不必要的转运：较长距离运输患者做辅助检查和治疗，药品经过医院库房、药房、科室库房等反复地运输。近年，我国很多新建的医院院区多达十几万平方米，甚至几十万平方米，导致患者产生较多不必要的走动，有的医院甚至用上电瓶车来转运患者。

5.库存浪费：科室小药柜有过期药物；药房药物供应不足，导致患者延长治疗时间。库存浪费主要指库存量过多或者库存量过少。库存量过多会浪费储藏的空间和成本，还可能出现过期失效和损坏。库存过少也会导致额外的行动、成本和催货浪费。保存适量的物资和库存不仅能保证患者治疗的及时供应，还能为医院降低成本，减少浪费。

6.环节过多：是指在服务患者的过程或者医院员工工作的流程中出现了一些不必要的环节。如患者需要多次回答相同的问题，填写不必要的表格，签订很多的知情同意书；护士需要记录不必要的信息。

7.生产过剩：对患者多余的、不必要的诊断或治疗。生产过剩主要是指过多的诊断或治疗和早于患者需求的服务。过度的诊断和治疗现象在我国的医院比较普遍，为了医院或者医生的经济利益，让患者承担了不必要的身体伤害和医疗成本。提前领取药品也是一种生产过剩的现象，因患者病情变化后更改医嘱，提前领取的药品就会被退回药房。

8.人才浪费：主要是指医院的管理体系和医院管理者的管理方式没有完全发挥医院员工的主观能动性，如忽视医院员工的建议；没有充分发挥员工的潜力。尊重员工并不意味着管理者与员工之间就是一团和气，或者员工之间彼此其乐融融。尊重员工是激励、信任员工，让他们主动参与到解决问题和消除浪费的行动中。医院管理者和员工之间应该营造一种合作伙伴关系。

✿ 改善服务流程

我国城市的大型三甲医院都会面临一个相同的问题，就是患者在门诊就诊、住院治疗、辅助检查、手术治疗的过程中总是要经历漫长的等待。暂时抛开双向转诊、预约诊疗等话题，患者在医院内部的漫长等待，其实很多时候都是医院的服务流程出现了障碍。

医院所有的服务流程都存在三种形式：一是现实中的服务流程，二是我们印象中的服务流程，三是应该合理存在的服务流程。 医院管理者不能单纯依靠报告、数据或者标准等方式来消除浪费，尤其是在改善服务流程的初级阶段。 医院实际改善服务流程的方法是医院管理者和员工一定要亲自到现场去看看，找到浪费，消除浪费。 当然，到现场观察需要时间，但是对个人和医院来讲，花费这些时间都是最合算和最有价值的投资。 医院管理者到现场，帮助一线员工查找问题和找出改善的机会，同时也是一个和一线员工沟通和交流的机会。

改善服务流程可以采用项目团队参与，进行为期一周的快速改善项目以及利用PDCA问题解决循环。 项目团队的人员由需要改善的服务流程上的相关医院员工组成，必要时也可以邀请患者和家属参与，要确保项目团队中的每一位成员都要关注患者的需求，人数以 5～10 人为宜。

快速改善项目的第一天，简单介绍项目的情况和改善服务流程的方法和工具。 项目团队成员深入服务流程的现场，描绘出问题流程的现状，收集员工日常工作的时间。 第二天，项目团队成员比较现状与未来状态的差距，目标是向未来状态靠近。当然要考虑实际情况，并动手执行可以改善的工作。 但是为了达成共识，改变一些员工已经习惯的工作方式，往往需要项目团队成员绞尽脑汁。 第三天，项目团队成员帮助那些现场的一线员工试验新的服务流程，并进行观察。 第四天，项目团队成员开始编写经过验证的标准作业程序。 第五天，项目团队成员在医院改善服务流程会议上汇报初步取得的成果。 这种报告会既是培训，也是对精益理念的宣导，医院高层管理者要尽可能安排时间参加汇报。

PDCA 循环分别代表计划、实施、学习和改进。 这是思考问题、解决问题的一个科学循环，由戴明博士在统计学家沃特·休哈特的 PDS 循环基础上提出的。 计划就是确定要改善的问题服务流程，包括收集资料和信息。 实施就是解决问题，采取行动去试验。 学习就是关注改善后的服务流程是否达到既定的目标，同时观察现场一线员工是否有能力执行。 改善就是编写标准作业程序以巩固改善成果，并开始计划下一项服务流程。

标准化操作

医院都存在一个普遍的现象，不同的员工用不同的方法做相同的工作，这常常会导致患者的不满或者造成对患者的伤害。 这种现象的存在，错误不在员工，而在于现有的工作环境和医院的文化。 医院管理者需要对医院员工的工作方法进行培训和规范，不能任由员工使用不同的工作方法。

医院是一个动态的环境，每周 7 天，每天 24 小时，大量员工交替工作、川流不息。 医院管理者需要一种标准和规范的方法来管理和改善医院员工的工作方法和沟通方式。 为了提高患者安全性、缩短等候时间、减轻员工负担和降低成本，在服务的关键环节中，医院员工必须实施标准化操作。

标准化操作就是将某一事件的标准操作步骤和要求以统一的格式描述出来，用来指导和规范日常的工作。 标准并不是永久的或者一成不变的，当一线员工头脑中有了新的想法和改进方法时，标准化操作就可以（并且必须）得到改善。 医院必须确保所采用的标准化操作对患者、员工和医院都是有利的。

在编写标准化操作文档时，一定要对细节和具体方法做出适当的要求，这一点非常重要。 标准化操作应该遵循 80/20 原则，是工作中必须实现高度统一的 20％的关键步骤，对于这些关键步骤，应当有详细的文字介绍，并辅以图片和案例，还应对员工进行培训和辅导。

采用标准化操作，医院员工可以不必每天再为上百件小事做出决策，这不仅缓解了医院员工的大脑思考压力，还能让他们保持较好的精力去处理一小部分更为重要的事情。 标准化操作手册既不是一种命令，也不是医院管理者对一线员工发号施令的控制方法。

标准化操作手册都是由实际在现场工作的一线员工来撰写，因为一线员工非常熟悉自己的工作，并且比起其他人，他们能编写出更准确有效的文档。 标准化操作手册由一线员工来编写，会让他们增强荣誉感和责任感，在以后实施的过程中，他们才能够认真地按照标准来执行。 标准化操作手册不但要有具体的实施步骤，同时还要规定任务或活动预期完成的时间。

床上洗脸操作规范

操作步骤	规范行为	语言交流
一、患者评估 1.患者情况 2.心理状态	患者病情 面部清洁 是否愿意让他人帮助洗脸	首先问好："××先生，您好！" 自我介绍："我是您的责任护士，我叫××。" 询问病情："您现在有什么不舒服吗？" 征询意见："现在我帮助您洗脸，好吗？"

操作步骤	规范行为	语言交流
二、操作计划 1.护士自身准备 2.洗脸物品准备	着装整洁 修剪指甲 洗净双手 脸盆（内盛43℃～45℃水）、毛巾，必要时备护肤霜	
三、操作实施 1.核对患者 2.调整体位 3.洗脸 4.整理用物	物品移至床边 患者坐位或半卧位 擦洗次序为眼、鼻、耳、面、颈部 整理撤除物品 协助患者选择舒适卧位 洗手 记录	确认患者："请问您叫什么名字？" 寻求配合："请您慢慢坐起来或躺好，可以吗？" 告知患者："现在我给您洗脸，水温合适吗？" 告知患者："脸洗完了，好好休息一下吧。"
四、操作评价 1.服务态度 2.整体要求 3.完成时间 4.患者满意	严肃认真、关心体贴、仪表大方 动作轻稳，程序清楚 安全舒适，观察病情 1～2分钟 非常满意5　很满意4 满意3　一般2　稍差1	

医院管理者应该亲自审视和观察改善的服务流程，检查标准化操作的实施情况，而不是等待他人提出整改措施或相关报告。现场管理者（多指科主任、护士长）要定期追踪、记录员工的工作，开发一套检查清单或评估指标，以便医院领导能随时核实日常工作或计划任务的执行情况。

均衡工作量

许多时候的患者等待和医生等待是由不均衡的工作量引起的。导致工作量不均衡的原因主要有：季节性的疾病，患者就诊的习惯，医生晨间的查房，患者出院手续的办理等。如果能够对医院服务流程进行合理设计和分配，即可降低对医院人力资源和设备资源的需求。

在一个理想医院的服务流程环境中，患者应该是以每批一个的形式流程，这将极大地缩短等待的时间。 想象一下一部自动扶梯，人们排成一列在扶梯上逐一上下楼梯，而与此相对照的就是一部升降电梯，乘客成批地进入升降电梯而又成批地从里面涌出。

1.季节性疾病的不均衡：季节性疾病的发生，是导致医院工作量不均衡的主要原因之一。 例如在春秋季节，由于气候的变化，儿童发生感冒、腹泻、支气管炎、肺炎等疾病明显增加，医院儿科的门诊和住院部都是人满为患，患者等待就诊和住院的时间就会明显延长。 医院儿科的人力资源就需要适当地增加，后勤保障等工作也需要及时跟进。

医院要分析和掌握每个临床学科季节性疾病的规律，在临床学科季节性疾病到来以前，应该做好充分的人力资源和后勤保障的应急措施。 当临床学科季节性疾病减少后，要将人力资源进行合理的调配。 医院在门诊和住院患者减少的淡季，可以进行员工的培训和流程的改善，其实这是一种投资，对医院长远发展有着积极的意义。

2.患者就诊习惯的不均衡：我国患者生病以后，就诊有一个明显的特点就是信任"大医院"和"大专家"。 患者生病以后不管是感冒、发烧、拉肚子，还是阑尾炎、疝气、胆囊炎，只要是在经济条件允许的情况下，多半会去当地最大的医院，尽可能找到他们认为技术水平最好的专家。 患者就诊还有一个习惯就是，尽可能在上午最早的时间看医生，因为他们认为在这个时间医生的精力是最充足的，态度可能会好一点儿，诊断疾病会准确一些。 医院里面经常会出现这样的现象，上午医院到处是人山人海，下午随处可见医生、护士没事闲聊。

我国的老百姓生孩子也会选择时间，首先考虑的是哪些年份适合生孩子，哪些年份不适合生孩子。 然后要考虑孩子在哪个时间出生才能赶上开学的日期。 而这种思想无疑形成了"聚堆"生产，不但在生产过程中增加了各方面的负担，超负荷运行，而且在以后的免疫、就医、入托、上学、就业等过程中还要"扎堆"碰撞，一而再、再而三地重复生产时的拥挤和相对更为集中的竞争，这对社会的有序运行、对孩子的健康成长都是不利的，也在无形中不同程度地损害了孩子的成长环境。

3.医生晨间查房的不均衡：医生查房多在科室交接班和早会以后，大约在上班时间之后15～30分钟。 我国医院的医生晨间查房，多是在带组的教授或者科主任带领下进行，这种查房的方式大多会在1～2小时，甚至是更长的时间。 医院再根据上级医生或者科主任的查房意见下达医嘱，可能又需要半小时的时间。 医生这样的查房时间安排，直接导致了患者的很多治疗和检查集中在中午和下午时间，其他工作岗位的员工出现工作量的不均衡。

4.患者出院手续办理的不均衡：患者就诊流程的障碍往往发生在出院的过程中。由于只有在前一个患者出院后，后一个患者才被准许进入病房，因此，延迟出院会妨碍门诊和急诊需要住院的患者的流动。如果为患者出院做了周密的计划，却因流程问题或沟通不畅造成了阻碍，那么出院延误也会给患者和家属带来受挫感。即使患者在当天完成了治疗，为了等候带其回家，家属可能已经在医院等候了好几个小时。

患者出院流程非常复杂，会涉及不同的部门、科室和员工。多重传递可能会引起沟通上的不通畅，有时候可能将已定的出院延后一天。有关出院办理的流程步骤和沟通过程会在十几个不同的角色之间进行。在医院内部，可能都没有人可以准确地描述出完整的出院流程。

要想均衡工作量，常见的方法有两种：一是让患者就诊量和住院量保持适度的均衡，可以采取建立分级就诊体系的方式，均衡大医院和小医院的工作量，还可以实施除急诊以外患者的门诊和住院预约诊疗制度，将患者流动到医院的数量进行合理的分流。

二是让医院员工与工作量相匹配，如果工作量不能够自行均衡，最好的选择就是确保员工数量随需求的不断变化而改变。即使尽可能地把员工数量和工作量看作医院工作的基础，员工数与工作量也并不总是成正比。前者可能更多依据传统的规则、基准或者硬性的财务指标，而不是工作量决定的。

患者到医院就诊，在每周、每天、每小时的数量上都有一定的规律，医院可以依据既往的数据和信息进行分析和预测。医院可以依据不同时间、患者的不同数量让员工在不同的时间开始一天的工作，这样才能满足不同的员工需求水平，才能够更好地为患者提供优质的服务。当一天中工作量减少的时候，医院和科室可以组织员工进行培训教育或者改善流程。

护士长给护士排班时要结合患者的病情与数量，以及护士的能力、身体状况、工作时间意愿等。这种弹性的排班方式可在确保患者安全和保证患者尽快恢复的前提下，一定程度上缓解护理人力资源的不足。

首先，排班时可考虑每天各时间段工作任务轻重的不同，如早上6点到8点，护士的生活护理工作量比较大；早上8点到9点，护士的输液工作量比较大。因此，可以专门在早上6点到9点的时间段增加上班的护士，缓解护士的工作压力。

其次，考虑患者的数量和病情的轻重。护士长应该清楚，科室现有多少住院患者，其中新收患者多少、手术患者多少、重症患者多少、需要生活照顾的患者多少。护士长就可以根据患者的数量、病情危重程度的不同而动态地、前瞻性地排班。

最后，护士排班还要考虑护士的能力、身体状况和意愿等。 每位护士的能力和经验不同，护士长排班时应该在不同的班次进行合理的搭配。 如果安排两名能力差或经验少的护士同时当班，一旦遇到紧急情况，出现差错的概率就会加大。 另外，排班时还要考虑护士的身体状况和意愿，例如某位女护士来例假的几天，就尽可能安排工作量少一点儿的班次。

美国医院的护士长用于排班的时间，通常占到他们40％以上的工作时间，有时候第二天的班次直到前一天才排定。 实践证明，合理的排班能够节省大量的人力资源，护士长的管理能力的高低，很大程度上体现在排班方面。

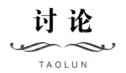

讨 论

TAOLUN

患者就诊流程

一、门诊就诊流程

1.普通门诊就诊有哪些环节?

_____

_____

2.你希望门诊就诊最便捷的服务是什么?

_____

_____

3.门诊就诊最后的印象在哪些环节?

_____

_____

二、住院服务流程

1.患者住院治疗有哪些环节?(从办理入院手续到接受治疗)

_____

2.患者办理出院手续需要哪些环节?

_____

_____

3.你希望住院服务最便捷的流程是什么?

_____

_____

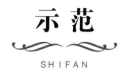

示范
SHIFAN

髋关节置换术后患者下床行走标准化作业程序（SOP）

一、术前评估

1. 患者健康状况评估，如身体、精神、体力、饮食等。

2. 患者及家属的健康教育。

（1）早期下床行走的好处：防止坠积性肺炎，防止静脉血栓的形成。

（2）下床行走可能出现的问题：下床行走后可能出现肢体肿胀，卧床抬高肢体后消退；下床行走时可能会出现头昏、心慌、疼痛等情况，应及时告知医生、护士。

（3）助行器的使用：助行器的高度调节至与患者健侧股骨大粗隆平齐；助行器使用时，应身体前倾，以健侧下肢为支点，双手支撑手柄；助行器的移动距离应根据身高、病情等情况，控制在 20～40 cm；行走速度每分钟控制在 5～8 步；要求确认患肢完全负重、部分负重和不负重的状态。

以上助行器行走的动作要领及要求，由护士进行现场示范或患者自己观看视频。

（4）衣裤、鞋子准备：衣裤的长短和松紧适宜、舒适；鞋子为软底的布鞋或拖鞋，尺码比平时大两码，便于穿脱。

3. 镇痛方案。

（1）术后镇痛泵使用。

（2）术后口服止痛药。

4. 其他准备。

（1）病房室内温度保持在 20℃～24℃（防止患肢下床行走时受凉）。

（2）清除病房室内障碍物。

二、术中评估

1. 内固定的稳定性（患肢是否能够负重）。

2. 髋关节活动度。

3. 伤口的缝合情况。

4. 术中出血量。

5. 髋关节活动禁止动作。

三、术后评估

1.询问医生患者的情况：患者的病情是否允许下床行走，术中出血量是否大于 800 mL；下床行走时注意患肢是完全负重、部分负重、还是不负重；患肢髋关节禁止的活动及角度。

2.体征监测：体温、脉搏、呼吸、血压在正常值范围之内，血氧饱和度≥92%（应区分吸氧和未吸氧状态），心电监护波形无明显异常。

以上体征监测指标需要与入院时、手术前进行对比，注意波动数值不能过大。

3.疼痛评估：患者疼痛必须在 3 分（含 3 分）以下，5 分以上禁止下床行走。在患者下床行走的过程中，一旦发生剧烈疼痛应立即停止运动，将患者搀扶回病床休息观察。

4.肌力测定：双上肢、颈部、腹部、健侧下肢等肌力≥4 级；患侧下肢只测定髋膝关节的主动运动，如果患侧下肢肌力在 3 级以上，在下床移动的过程中，可以让患者自主移动患侧下肢；患侧髋关节防止脱位测定最好的方法是，让患者自主活动，在患者疼痛能够忍受的范围内活动能够避免脱位情形的发生。

四、下床行走流程

1.患者衣裤穿戴整齐，特别注意系好裤带，经评估后让患者自行完成。

2.撤除吸氧管、血压袖带和血氧饱和度指套，保留心电监护连接（心电监护仪最好为无线或移动式，便于患者行走）。

3.将镇痛泵放置于患者上衣口袋，伤口引流袋夹闭后固定于患侧膝部（应避免伤口引流袋超过伤口平面，防止逆行感染），尿袋放尽后固定于右侧腰部。

4.让患者借助床头吊环坐立，用双手掌向后支撑身体，将床摇至 90°，便于患者倚靠，询问患者有无头昏、心慌等症状，同时观察患者心率有无明显增加，休息 3～5 分钟。

5.患者自行将健侧和患侧下肢移到床边，如果患侧下肢因肌力不足不能移动时，医务人员给予协助。医务人员站立在患者床旁注意保护。患者双下肢悬吊于床旁，休息 2～3 分钟，观察有无不适。

6.患者双手把持高度合适的助行器，自行将鞋子套在脚上。

7.患者在助行器的帮助下站立、行走，医务人员一人站立于患者的身体左后侧保护，一人推监护仪。注意询问患者有无不适，并观察患者面部表情、口唇、呼吸、心率等。

8.患者第一次下床行走应注意控制活动量，以 5～10 步为宜。若患者出现气促、头昏、心慌、体力不支等不适，应立即停止活动，回病床休息观察。

9.患者回到床旁，让患者从患侧上床，必要时给予协助，医务人员站立在床旁给予保护。

10.患者术后第一次下床行走，最好是主管医生、责任护士和康复治疗师共同进行评估和协助。

第 10 章
医院优质服务管理

医院服务质量是患者的一种主观的体验和感知，医院服务与有形产品和其他服务行业相比，有着一定的特殊性，所以在医院服务的管理上就存在一定的难度。

医院服务的无形性导致服务质量难以测评，更多的时候需要通过有形证据来判断。医院服务的异质性代表着不同的患者对服务的体验不相同，医院服务需要建立服务标准。医院服务的同步性意味着服务过程与患者体验的相互影响，需要医院员工把握好与患者接触的关键时刻和患者等候的时间。医院服务的易逝性说明服务发生了就无法挽回，医院服务需要实现预约诊疗、弹性排班和服务补救。医院服务的参与性确定了患者在服务中起到的重要作用，医院服务需要改变医患模式和患者的自我管理。

医院优质服务管理根据 PDCA 循环的原则分为四个步骤：一是制订服务标准，二是培训服务技能，三是督导服务过程，四是评价服务效果。

✤ 制订服务标准

医院服务标准是指医院按照患者期望或要求而制订的，用于指导和管理员工服务行为的规范。例如新加坡卫生部规定患者的等候时间为：50％的患者不超过 30 分钟；95％的患者不超过 75 分钟。服务标准制订的原则包括：一是明确具体，二是可以量化衡量，三是可以达到，四是与患者相关，五是有完成时限。例如：医院门诊患者挂号排队等候时间少于 15 分钟，××××年××月××日前达成目标。

诊疗操作规范和员工服务标准虽然都适用于临床工作中，两者之间既有一定的联系，同时还有一定的区别。诊疗操作规范更多是满足患者诊断和治疗的需求，关注点侧重于"病"，以理性逻辑思维为主，突出的是专业技能，比如心肺复苏或手卫生操作流程。 员工服务标准主要满足的是患者的服务需求，侧重于"人"，以感性体验为主，突出的是人文关怀，比如门诊就诊或住院查房服务标准。

区分服务对象类别

来到医院的人群中一般分为患者、体检者、陪同者和来访者等，医院员工应该根据不同人的面部表情、精神状态、穿着打扮和行走步态等信息进行初步的判断和区分。 因为不同人群的服务需求是不一样的，为了服务好不同的人群，医院员工应该在最短的时间内进行判断，以便提供及时、恰当的优质服务。

患者主要分成急诊、门诊和住院患者等。 急诊患者相对并且比较急，情绪容易烦躁不安，这是医院员工首先需要服务和安慰的人群，他们希望在最短的时间内得到最快的诊断和治疗。 门诊患者相对而言情绪比较稳定一些，而对于病情稍重或者复杂、初次来到医院、文化层次偏低等人群需要更多的关注。 住院患者比较关注的是是否有住院的床位，住院以后能否及时地得到明确诊断、治疗或者手术。 陪同者可能会因患者的不同病情和情绪状态，而表现出不同的状态，他们同样值得医院员工的关注，因为他们的言谈举止会直接与患者的情绪状态相互影响。

体检者多半是身体健康的人群，心情相对比较平缓一点儿，他们可能不是非常在意体检的过程，更加在意的是身体检查的结果，特别是入学、入伍、招工等特殊需求的群体。 来访者的身份确定相对比较复杂，他们可能是潜在的患者人群，也可能是同行业的参访者，还可能是医院的供应商和医药代表等，不同身份的人群有着不同的服务需求，同样需要医院员工的关注。

医院员工不但要关注外部顾客，同时还要关注内部顾客。 外部顾客主要指购买医院产品或服务的对象，比如患者和体检者。 还有就是与医院有相关业务往来的其他人员，比如供应商和医药代表。 内部顾客主要是指医院内部的其他员工。

举例：服务部门及服务内容

类别	内容	
	服务对象	服务部门及服务内容
外部顾客	急诊患者 门诊患者	检验科：血常规、尿常规 放射科：胸部 X 线片
内部顾客	外科医生 门诊护士	手术室：为患者做手术 人力资源部：职称申报

确定服务接触环节

门/急诊患者和住院患者来到医院以后，他们需要通过几个、十几个，甚至是几十个服务环节，才能够完成整个诊断和治疗的过程。 他们在就诊和住院的过程中不但要接触与自己诊断、治疗直接相关的医生和护士，还可能需要与挂号、收费、药房、医技、保洁、保安、司机、厨师、维修工等其他岗位的医院员工接触。 医院的每一位员工与患者和家属接触的每一次，无论时间的长短、无论在哪个地方，都是一个形成印象的机会，这一时刻也正是患者和家属衡量医院服务质量并形成评价的关键时刻。

影响患者对医院员工印象判断的因素主要有职业着装、眼神交流、面部表情、语音语调、手势动作、身体姿势和身体接触等。 医院员工为了加深在患者及其家属心中的良好印象，应该接受专门的培训和演练，时刻以饱满的热情和职业的状态呈现在患者的面前，处处体现以患者为中心的人文服务。 患者在医院的服务中有很多次的接触环节，据研究表明，患者来到医院的第一次接触和离开医院的最后一次接触对患者的满意度有着较大的影响。 医院员工与患者见面时，要叫出患者的姓名并真诚地问候，与患者告别时要温柔地辞别。

举例：患者服务接触环节

急诊患者	门诊患者	住院患者
1.挂号处（挂号）	1.导医（咨询）	1.外科门诊（住院证）
2.急诊科（就诊）	2.分诊处（分诊）	2.出入院处（入院手续）
3.检验科（检查）	3.内科（就诊）	3.护士站（安排床位）
4.药房（取药）	4.放射科（检查）	4.责任护士（健康评估）
5.治疗室（输液）	5.药房（取药）	5.主管医生（病情询问）

明确服务对象的需求

患者在医院的不同服务接触环节中，有着不同的服务需求，医院员工要及时、准确地了解患者的期望和要求，根据患者的不同服务需求，提供能够满足患者需求的服务。 抽象的患者需求与期望必须转换成与每次服务接触有联系的、具体的、详细的行为和行动。

服务质量是患者评价服务的主要因素，患者对服务的评价主要来自五个服务维度：可靠性、反应性、安全性、同理心和有形证据。

一是可靠性，是指准确可靠地执行所承诺服务的能力，比如对患者的诊断准确、治疗有效等。可靠性是患者对医院服务感知最重要的决定因素，医院要意识到患者对可靠性的预期，如果提供给患者与感知不相符的核心服务，就会直接导致患者的不满。

二是反应性，是指能够乐意并及时提供帮助，比如及时就诊、不用排长队等。反应性表现在患者就诊、检查、取药、治疗等环节的等待时间。

三是安全性，是指能让患者产生信任和信心的能力，比如患者的手术顺利完成。安全性对于患者和家属来讲特别重要，因为疾病的治疗关系患者的生命安全和身体健康。

四是同理心，是指给予患者的关心和个性化的服务，比如仔细询问、耐心倾听等。每位患者都希望自己是唯一的、特殊的，自己的需求能够得到理解和满足。

五是有形证据，是指患者能够看得见、摸得着的东西，比如员工的仪容仪表、医院的环境、设施和设备等。

举例：患者期望与要求

接触环节 （接触患者的主要环节，按照先后顺序）	患者期望 （患者在此环节的主要期望和要求）	服务标准 （将患者的期望转换为员工的服务标准）
1. 导医咨询	询问自己的病情应该到哪个科室就诊	询问患者病情，推荐就诊科室和医生
2. 分诊处分诊	希望分到水平高的医生给自己看病	介绍所到诊室医生的名字、职称、特长等
3. 内科就诊	希望准确诊断疾病，及时、有效地治疗	仔细询问病史，认真检查身体，耐心沟通病情
4. 放射科检查	尽早得到检查	告知前面检查的人数，大约需要等待的时间
5. 药房取药	想了解药物的作用和服用的方法	仔细讲解药物的作用和服用方法，并确认患者已掌握

制订岗位服务标准

医院岗位服务标准的制订需要满足患者最重要的期望和要求，应该是医院员工需要改进或维持的行为和行动。 服务标准应该是医院员工能够接受的标准，只有得到员工的理解和接受，服务标准才能一丝不苟地执行。 强加给医院员工不愿意接受的标准往往会导致员工产生抵触情绪、仇视工作、缺勤，甚至跳槽。 患者定义的服务标准不应建立在投诉或其他消极形式的反馈基础上。 消极反馈与患者过去关心的问题有关，而与现在或未来的患者期望无关。 与其坐等不满患者的投诉，不如在患者投诉前积极寻找患者期望的积极方面与消极方面。

服务标准既不是一种命令，也不是管理者对员工发号施令的控制方法。 服务标准和其他模式下的操作流程文档相比，一个关键性的区别就在于，服务标准都是由实际执行服务操作的一线员工撰写的。 因为一线员工十分熟悉自己的工作，并且比起其他人，他们能写出更精确有效的服务标准。

患者服务需求导向的服务标准类型可以分为硬性服务标准和软性服务标准。 硬性服务标准是指能够计数、核算或者计时活动为反映服务标准执行状况提供的反馈数据，它与软性服务标准的主要区别就是可以不断从运营中得到，不必询问患者的意见。 比如患者等候的时间、领取检查报告的时间、患者疾病诊断的准确率等。 软性服务标准是指建立在患者意见之上的尺度，不能通过计数或计时得到，只能通过向患者询问，比如员工的态度热情、服务周到等。 软性服务标准必须使用感性的标准并以文件的形式表示出来。

硬性服务标准与软性服务标准的区别

硬性服务标准的特点	软性服务标准的特点
1.能够用定量或时间来表述	1.不能用定量或时间来表述
2.着眼于服务的可靠性、反应性	2.着眼于服务的安全性、同理心
3.关键绩效标准，是对顾客的承诺及员工行为的要求	3.关键行为标准，有一定的灵活性，是对员工行为的指引
4.适用于服务相对简单、人际交流相对较少的服务环节	4.适用于服务相对复杂、人际交流相对较多的服务环节
5.以科室服务承诺来表现	5.以岗位服务剧本来表现

剧本是舞台表演或拍戏的必要工具之一，是剧中人物进行对话的参考语言和行为动作。 剧本主要由台词和舞台指示组成。 服务剧本是医院员工在工作岗位进行患者服务时需要参考的服务指南，主要包括规范的语言和标准的行为。 医院服务其实就是一个表演的过程，医院员工是"演员"，患者和家属是"观众"，医院环境就是"舞台"。

举例：门诊医生接诊

服务场景：在门诊等待诊疗的患者较多，等待时间较长，患者和家属的情绪比较急躁。如果门诊医生显示出关心，让患者和家属理解和配合，心情会有所改善。

服务目标	员工服务语言和服务行为
建立信任	1.与患者进行目光接触 2.主动问候、自我介绍："早上好！请坐。我是孙医生，请问您叫什么名字？"
了解需求	1.询问患者需求："陈女士，请问您需要什么帮助？" 2.仔细倾听病情："请仔细谈谈您这次生病的情况。" 3.全面体格检查："我需要给您进行身体的检查，请您配合一下。" 4.必要辅助检查："根据您的情况，我考虑您可能患的是胆囊炎，需要进行血常规和B超检查来明确诊断，您看可以吗？"
解决方案	1.告知疾病诊断："根据您目前的情况来看，初步判断是急性胆囊炎。" 2.交代治疗方案："您需要服用阿莫西林胶囊治疗，每次两粒，每天三次，请按时服用。"
最后确认	1.说明复诊时间和联系方式："陈女士，请在三天后再来这里复诊，如果有什么问题，请及时跟我电话联系。" 2.征询问题、友好道别："请问您还有什么问题吗？""谢谢您的配合，请慢走！"

举例：住院患者服药

服务场景：护士给住院患者发口服药，要以亲切的态度向患者解释药物的作用和注意事项，使患者了解服药的目的和副作用，让患者配合。

服务目标	员工服务语言和服务行为
建立信任	1.与患者进行目光接触 2.主动问候、说明来意："您好！ 我是张护士，请问您叫什么名字？ 您今天感觉怎么样？ 服药的时间到了，现在服药好吗？"
了解需求	1.提供药物时牢记：提供正确的药物和剂量，给正确的病人，在正确的时间给药 2.第一次服药或更换新的药物应做好用药的解释。 如告知药物的名称、用药的目的、时间、用法及副作用。 "王先生，这种药是卡托普利，是降低血压的药，因为您的血压较高。 一天服两次，一次吃一片。 这种药可引起轻微的咳嗽，是正常情况，如果咳嗽较重，请告诉我，好吗？"
解决方案	1.将药递给患者，送上温水，看患者服下。 必要时协助患者："王先生，这种药有点儿苦，您喝点儿水咽下就好。" 2.对患者提出的问题给予耐心解答，确保用药安全
最后确认	1.离开时显示关心和关怀："王先生，您如果有不适，请按呼叫器叫我。 您好好休息。" 2.注意观察患者服药后的反应

❖ 培训服务技能

　　患者对医院形成的初步印象都来自与员工的接触，一线员工和支持他们的幕后人员，对医院为患者提供优质服务起到至关重要的作用。 医院要求一线员工的工作既要有效率又要有效果，他们要为患者提供满意的服务，同时还要有经济效益和治疗效果。 医院以激励和促使员工成功实现患者需求导向的服务承诺为基本目标，从这一观点出发进行人力资源决策和制订战略，医院将通过人来传递服务质量。 医院要建立一支以患者需求为导向、以优质服务为理念的员工队伍，必须要做到四个方面：一是招聘适合的员工，二是培训一线的员工，三是留住优秀的员工，四是提供必要的支持系统。

　　有效地传递服务质量意味着医院在招聘员工的问题上要非常的用心谨慎。 要想获得最好的员工，医院需要识别谁是最好的员工，并与其他医院竞争招聘到这些人员。 医院一线员工需要具备两种互补的能力：服务意愿和服务能力。 服务意愿就是员工对所从事工作的兴趣。 医院在招聘一线员工时，更看重积极的服务态度，而非基本的服务技能。 服务能力是指从事工作所必备的技能与知识。

员工的流动，尤其是优秀员工的流失，可能会对患者满意度、员工士气和医院的整体服务质量造成严重的影响。 要让医院员工理解和分享医院的愿景，他们需要了解自己的工作如何融入医院的目标和宏大的蓝图。 医院要重视和满足员工的需求，让他们感到自己是有价值的，更愿意留在医院工作。 医院奖励系统要注重物质奖励和精神奖励相结合，要及时给予优秀员工恰当的奖励。

医院必须建立内部支持系统来使服务员工的工作富有成效，该系统向以患者为中心的员工需求看齐。 这一点怎么强调都不过分。 实际上，没有以患者为中心的内部支持和以患者需求为导向的系统，无论员工的服务意愿如何强烈，也几乎不可能传递优质服务。

为了给患者提供尽可能好的服务，梅奥诊所每年评估各个部门的服务质量，内部服务评估成为实现内部服务质量文化的一种工具。 通过核查，内部组织可以识别自己的顾客，并确认他们的需求，评估自身的服务情况以及改进服务。

医院的服务利润链

满意的员工有助于产生满意的患者，而满意的患者又可提高员工对工作的满意度。 有证据更进一步显示，如果医院员工在工作中感受到不快乐，要让患者满意很难实现。 医院服务利润链表明，医院内部服务质量、员工满意度（员工保留率和员工生产力）、提供给患者的服务价值和最终的患者满意度、患者忠诚度（患者保留率和医院利润）之间存在至关重要的联系。 同时需要明确的是，员工满意未必促成患者满意，两者相互影响、相互依赖。 医院服务利润链意味着医院内部服务质量和员工满意度成功表现的医院，将比没有做到的医院更成功、获利更多。

患者需求导向的员工行为影响患者对服务质量的感知。 实际上，医院服务质量的五个维度（可靠性、反应性、安全性、同理心和有形证据）都直接受医院一线员工行为的影响。

可靠性，按照承诺提供准确的服务，基本在医院一线员工的控制之下。 一旦发生服务失误或者出现差错，也是主要由员工使服务回到正轨，并凭借自身判断决定进行服务补救的最佳途径。 医院一线员工通过他们个人的助人意愿和及时的服务，直接影响患者对反应性的感知。 服务质量的安全性维度高度依赖于员工是否有能力传播其可信性，并让患者充满信任和信心。 同理心是指员工在为每一位患者服务时传递其所需的专注、聆听，具有适应性和灵活性。 医院员工的仪表和着装以及许多与医院环境相关的因素是服务质量有形证据的重要方面。

医院服务培训体系

医院员工要为患者提供优质的服务，需要建立医院的服务培训体系。 一是培训制度，主要包括培训的经费、培训的场地和培训的时间安排；二是培训课程，主要由医院自主研发和外部机构引进；三是培训讲师，主要有外部讲师和内部讲师。 医院的内部培训对一线员工的培训非常重要，需要通过持续不断的培训来保证一线员工的服务能力和服务水平。

为了提供优质服务，医院员工需要进行必要的服务知识与技能的培训，以及操作或互动技能的培训。 医院员工还需要人际沟通方面的培训，从而使员工可以提供礼貌的、关心他人的、负责的和热心的服务。 成功的医院对员工的培训不惜重金，并确保员工的培训与业务目标和医院战略相符合。

许多优秀医院的成功案例及相关的研究结果都表明，员工服务质量的好坏及工作积极性的高低，很大程度上取决于他们所受到的培训状况。 高素质的员工必然会给医院带来好的效益，而高素质员工的培养则来自医院完善的培训体系的支持。

服务标准详细解读

医院岗位服务标准可以包括文字标准、图片标准和影像标准。 医院对新进员工要进行服务标准的专门培训，对老员工每年要进行1～2次的复训。 医院岗位服务标准是为满足患者的期望和要求而制订的员工服务行为规范，是由医院一线员工和管理者共同参与制订的。 医院在对员工进行服务标准培训以前，应该将服务标准手册的文字资料、图片资料或者影像资料交给员工自己首先阅读和领会。 医院员工应该根据自己实际工作的情况来理解和掌握服务标准，明确哪些方面自己已经熟练，哪些方面还需要进行改进。

医院部门主管可以采取集中和分散培训的方式，对医院岗位服务标准进行逐条的详细解读。 要分别讲解患者服务的接触环节、患者的期望和要求、员工服务的语言和行为规范。 必要时医院部门主管要向员工解释岗位服务标准制订或者改进背后的实际案例和故事，让参加培训的员工能够深刻和形象地理解岗位服务标准要这样制订的原因及希望达到的目标和效果。

经过员工自己阅读和部门主管解答两个环节后，还要专门留出时间让参加培训的员工提出问题。 员工自己对岗位服务标准的理解或者疑问，还可能是对岗位服务标准更好的改进意见。 服务标准详细解读以后，还要采取多种形式对参加培训的员工进行服务标准的理解和掌握测试，让不同背景、不同性格的员工都能够掌握规范、标准的服务技能，保证医院同一岗位服务质量的统一性，减少服务的差错和失误。

服务场景模拟训练

培训员工服务技能的第一步是服务标准详细解读，然后要将服务标准的理论知识转换为服务技能的实践。 服务技能的实践主要是采用服务场景模拟训练的方法，一般包括三个步骤：一是培训讲师示范教学，二是培训员工角色扮演，三是模拟训练录像回顾。

示范教学法就是有目的地以培训讲师在模拟现场的示范技能作为有效的刺激，以引起培训员工相应的行动，使他们通过模仿有成效地掌握必要的技能。 一般来讲，示范教学主要适用于学习技能的初期，有经验的培训讲师在示范教学中不刻板地重复例证，不死板地规定技能，而是很注意灵活变通、合理操作，使培训员工不满足于现成方法的模仿，注意激发他们创造性的学习。

角色扮演是一种情境模拟活动。 所谓情境模拟就是指根据医院岗位服务标准的要求，编制一套与该岗位实际场景相似的测试项目，将培训员工安排在模拟的、逼真的工作环境中，要求培训员工处理可能出现的各种问题，用多种方法来测评其心理素质、潜在能力的一系列方法。 情境模拟假设解决方法往往有一种以上，其中角色扮演法是情境模拟活动应用得比较广泛的一种方法，其测评主要是针对培训员工明显的行为以及实际的操作，另外还包括两个以上的人之间相互影响的作用。

角色扮演培训为受训者提供了广泛获取多种工作、生活经验和锻炼能力的机会。这一角色扮演法的优点是就培训而言的，因为在培训过程中，通过角色扮演，受训者可以相互学习对方的优点，可以模拟现实的工作情境，从而获得实际的工作经验，明白本身能力的不足之处，通过培训使各方面能力得到提高。

观察一般利用眼睛、耳朵等感觉器官去感知观察对象。 由于人的感觉器官具有一定的局限性，观察者往往要借助各种现代化的仪器和手段，如照相机、录音机、显微录像机等来辅助观察。 录像回顾法是指培训员工在角色扮演的过程中，用录像机记录模拟演练的整个过程。 当模拟演练的过程结束以后，培训讲师和培训员工共同来分析和观察在角色扮演的过程中，哪些语言和行为符合岗位服务标准的要求，哪些语言和行为还需要改进。

❧ 督导服务过程

服务督导是实施服务标准的重要保证。 医院服务标准制订以后，对医院员工进行了服务技能的培训，医院管理者不要期望所有的员工都能够积极地、主动地落实服务的标准。 医院和科室层面都要成立专门的督导部门或者配备专门的督导人员来检查和监督员工对服务标准的执行。 服务督导最基本的工作方式就是，有计划、有重点地进行现场巡视，及时发现服务中存在的问题，现场解决问题。

服务督导其实是全面质量管理中 PDCA 循环的 C（检查）环节，P（计划）和 D（实施）两个环节落实以后，并不意味着有一个好的结果，需要有 C（检查）环节的检查和评价，是否达到预期的目标，是否存在一定的问题，然后才进入 A（改进）环节，进行持续不断的改进。 医院员工是否按照岗位服务标准服务于患者，服务督导起到至关重要的作用，医院层面的服务督导应该直接归属于医院高层管理，其他任何人不得进行干涉。

长庚医疗体系还有一支专业的外部稽核管理团队，他们就是行政中心的机能部组。 他们是长庚医疗体系内部的"监察御史"，手执"尚方宝剑"，下基层做调研，查资料，做访谈，通过院区例行工作走访、专项工作监察，对各级执行单位及人员的制定落实、制度执行情况进行稽核，他们双眼紧盯着医疗体系管理运营的方方面面，通过不断的"找茬"为体系各项制度的贯彻落实保驾护航，他们的调查情况与意见会以项目报告的方式直接递送至体系高层领导与董事会。

有些年轻的"监察御史"论官阶并不高，也许只有课长、专员级，充其量位列中层，而稽核的对象可能官拜高阶，在体系内位高权重，因此，这些"监察御史"的差事并不好当，要能够不畏权威权贵，为了体系的整体利益敢于向体制、高阶人士或是技术专家提出挑战。

服务督导的任职条件

服务督导是一个比较特殊的岗位，一名合格的服务督导应该符合以下条件：一是有医院基层工作经验，熟悉医院的服务流程和服务标准；二是有良好的家庭教育和个人修养，对服务标准的要求近乎苛求；三是做事客观，处理事情严守标准，遇到事情很难有商量的余地；四是有较强的责任心；五是敢于得罪人。

服务督导工作是富有挑战的工作，督导人员往往会与违章（规）者发生矛盾甚至严重的冲突，造成不愉快。 同时，服务督导工作又是非常荣耀、崇高的工作，受到广泛的敬重。

服务督导的选拔任命

医院服务督导采取自愿报名或部门推荐的方式来确定初步的人选，医院要对入围的人选进行严格的挑选，坚持宁缺毋滥的原则。 医院服务督导可以是全职，也可以是兼职，身兼两职或者两职以上的人员，要首先履行服务督导的职责。

服务督导任职期间，医院应该保证其比其他岗位稍高的待遇，有利于激励更多符合要求的优秀人才参加到服务督导的队伍中。 服务督导可以成为中层干部和优秀员工升职的锻炼平台，保证这个岗位有足够的吸引力。 服务督导岗位也容易出现职业的倦怠和工作的压力，应该明确从事这个岗位的任职期限，不断有新的人员加入来补充活力。

服务督导的工作方法

医院服务督导上岗以前，应该对其进行专门的督导能力和制度规范的培训。 服务督导可以采取现场观察、神秘患者和专业调查等方式进行。 服务督导在督导员工服务的时候，应该避免打扰员工的工作和注意保护患者的隐私。

医院服务督导在履行督导职责时，被督导的部门和员工必须主动配合，不得有任何消极和抵触情绪。 但是服务督导人员不得以督导工作为名泄私愤，否则，一经查实，立即调离服务督导岗位。 医院高层管理者也要建立相应的管理机制和制度来监督和约束服务督导的权力，使其始终在权力的范围内实施督导，防止权力的滥用。

服务督导工作人员因为工作的特殊性，如果违反规定，医院不得做出立即开除的决定。 应视其错误的程度，在其做出书面检查以后，给予相应的处理或者调离服务督导岗位的处罚。 在其有悔过自新表现的前提下，可以再次为其提供服务督导的岗位。如果是实践证明其不宜继续从事服务督导工作，应立即调离服务督导岗位，让其从事其他工作或者解聘。

✤ 评价服务效果

医院优质服务体系建设的效果如何，需要通过预期的目标和指标来进行服务效果的评价。 服务评价可以分为科室评价、医院评价和第三方评价等不同层次的评价。服务评价的指标可以根据医院的不同情况设定为患者满意度、员工满意度、关键事件（表扬或投诉）、督导记录和改进方案的定量或定性的指标。 医院还应根据服务效果的评价给予员工及时、恰当的激励措施。

服务评价部门

服务评价部门可以分为科室评价、医院评价和第三方评价。 科室评价人员主要由部门负责人和科室员工组成，评价的标准和要求应该由科室管理者和员工共同制订，要明确评价的方法和评价的时间。 评价的目标不是处罚，而是改善服务的效果。 科室评价可以每天或者每周进行，评价后的效果要及时告知科室员工，便于及时改善服务。

医院评价可以由职能部门和科室管理者共同组成，为了确保评价服务效果的一致性，医院应该专门组织相关的培训，并且在评价的过程中进行及时的沟通和总结。 医院评价可以每月或者每季度进行，应该根据医院不同的部门和岗位制订出不同的评价标准。

医院每年可以委托专业的第三方机构进行1~2次全院或者重点部门的服务评价，有利于服务的持续改善。

服务评价指标

医院在实施优质服务体系建设的项目时，应当设定优质服务的目标和服务评价的指标。 患者满意度调查是服务评价最常用的指标，可以根据医院的具体情况分为门诊患者、急诊患者和住院患者的满意度调查。 患者满意度调查需要将客观的评价、主观的描述和患者访谈相结合。 患者满意度调查的目的主要是服务的持续改进，不要将其作为单纯考核部门或者科室的绩效指标。 医院员工满意度的测评也很重要，很多时候，员工满意度的高低决定了患者满意度的高低。

服务评价指标也可以考虑关键事件，就是患者的投诉和表扬事件。 要通过关键事件来分析医院服务优良或者不足的根本原因，如何去继续保持或者持续改进。 医院进行服务评价时，还要查阅服务督导的服务记录和科室改进的方案与措施。

激励优秀员工

为了顺利推行医院优质服务体系的建设，医院和科室要对服务优秀的员工进行及时和恰当的有效激励。 激励的方式是多种多样的，主要分为物质激励和精神激励。现场管理者、服务督导和医院高层管理者在培训、督导和评价的过程中要随时发现优秀的员工和其服务的闪光点，及时地表扬和认可有时候可能是最有效的激励方式。

参考文献

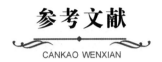

CANKAO WENXIAN

1. 瓦拉瑞尔 A. 泽丝曼尔，玛丽·乔·比特纳，德韦恩 D. 格兰姆勒. 服务营销[M].张金成，白长虹译.北京：机械工业出版社，2011.

2. 詹姆斯 A. 菲茨西蒙斯，莫娜 J. 菲茨西蒙斯著. 服务管理：运作、战略与信息技术[M].张金成、范秀成，杨坤译.北京：机械工业出版社，2013.

3. 梁万年.卫生服务营销管理[M].北京：人民卫生出版社，2013.

4. 池宇翔.品牌科室：创新经营与职业化管理[M].广东：广东人民出版社，2013.

5. 张中南.唤醒护理[M].北京：光明日报出版社，2013.

6. 利奥纳多·L·贝瑞，肯特·D·赛尔曼著，向世界最好的医院学管理[M].张国萍译.北京：机械工业出版社，2009.

7. 托比·科斯格罗夫著.向世界最好的医院学经营 克利夫兰诊所的经营之道[M].科特勒咨询集团（中国）译.北京：机械工业出版社，2015.

8. 马克·格雷班著.精益医院：世界最佳医院管理实践（原书第 2 版）[M].张国萍等译.北京：机械工业出版社，2014.

9. 涂尚德，罗杰 A. 杰勒德著.精益医疗[M].余峰，赵克强译.北京：机械工业出版社，2012.

10. 美国医疗机构评审国际联合委员会编著.美国医疗机构评审国际联合委员会医院评审标准（第 4 版）[M].王羽等主译.北京：中国协和医科大学出版社，2012.

11. 彭磷基.国际医院管理标准 JCI 中国医院实践指南[M].北京：人民卫生出版社，2008.

12. 王建安.JCI 评审攻略：100 招提升医院质量与安全[M].北京：光明日报出版社，2013.

13. 高国兰.现代医院 6S 管理实践[M].北京：人民卫生出版社，2015.

14.孙少雄、孙宝东.服务业5S精益管理：品质改善利器[M].北京：机械工业出版社，2010.

15.越前行夫.图解生产实务：5S推进法[M].尹娜译：北京：东方出版社，2011.

16.叶炯贤、何映辉、张祥翊.医护人员礼仪规范[M].成都：成都时代出版社，2013.

17.未来之舟.医务礼仪培训手册[M].北京：海洋出版社，2008.

18.罗建.紧紧握住病患的手：医疗人文关怀启示录[M].北京：中国中医药出版社，2011.

19.王建荣，王社芬.护理规范用语与实践[M].北京：人民军医出版社，2008.

20.王冬，黄德海.向长庚医院学管理[M].北京：化学工业出版社，2014.

后 记

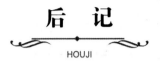

HOUJI

目前，一些国家及地区的医院管理达到了一定的规范标准，而我国仍处于起步阶段，还没有形成一定的规范和标准。 医院优质服务是未来我国医院发展的趋势，希望通过优质的医院服务，提高现目前我国医院的服务水平，提升患者满意度。

本书中的管理经验和管理规范是我在行业内二十年的医院管理研究和实践的总结，在借鉴国际优秀经验的基础上结合我国医院的实际情况以及多年实践经验后进行完善的，已在部分项目医院成功落地和实施，具有可操作性，也得到了业界的认可，希望我的研究成果能够对更多的医院管理者提供思路和参考。

本书所论述的管理规范应是对医院管理起到提纲挈领的作用，毕竟医院管理涉及诸多方面，具体事务庞杂，且各医院实际情况有别。 我从事此番研究二十载，也有幸得到业界认可，因此想把所研所践总结形成一套有助于促进医院管理改革的可参考规范，这就决定了书中提到的做法具有规范性、整体性。 但确实现实中我国医院管理服务水平与此还有一定的差距，但这正是未来医院发展所追求的目标。 同时，我也欢迎更多同行专家一起讨论，探索更适合我国国情、更优质的医院管理方法。